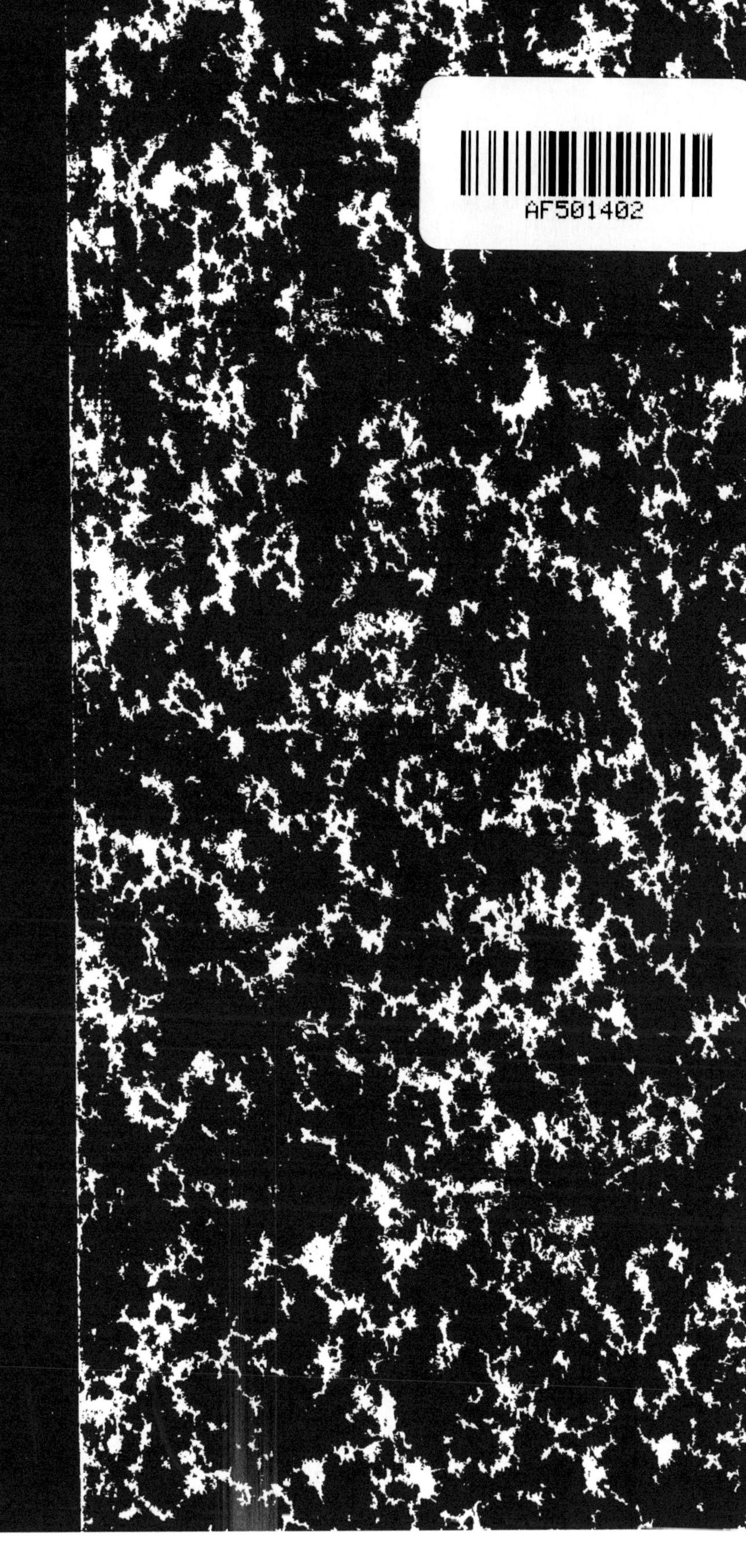

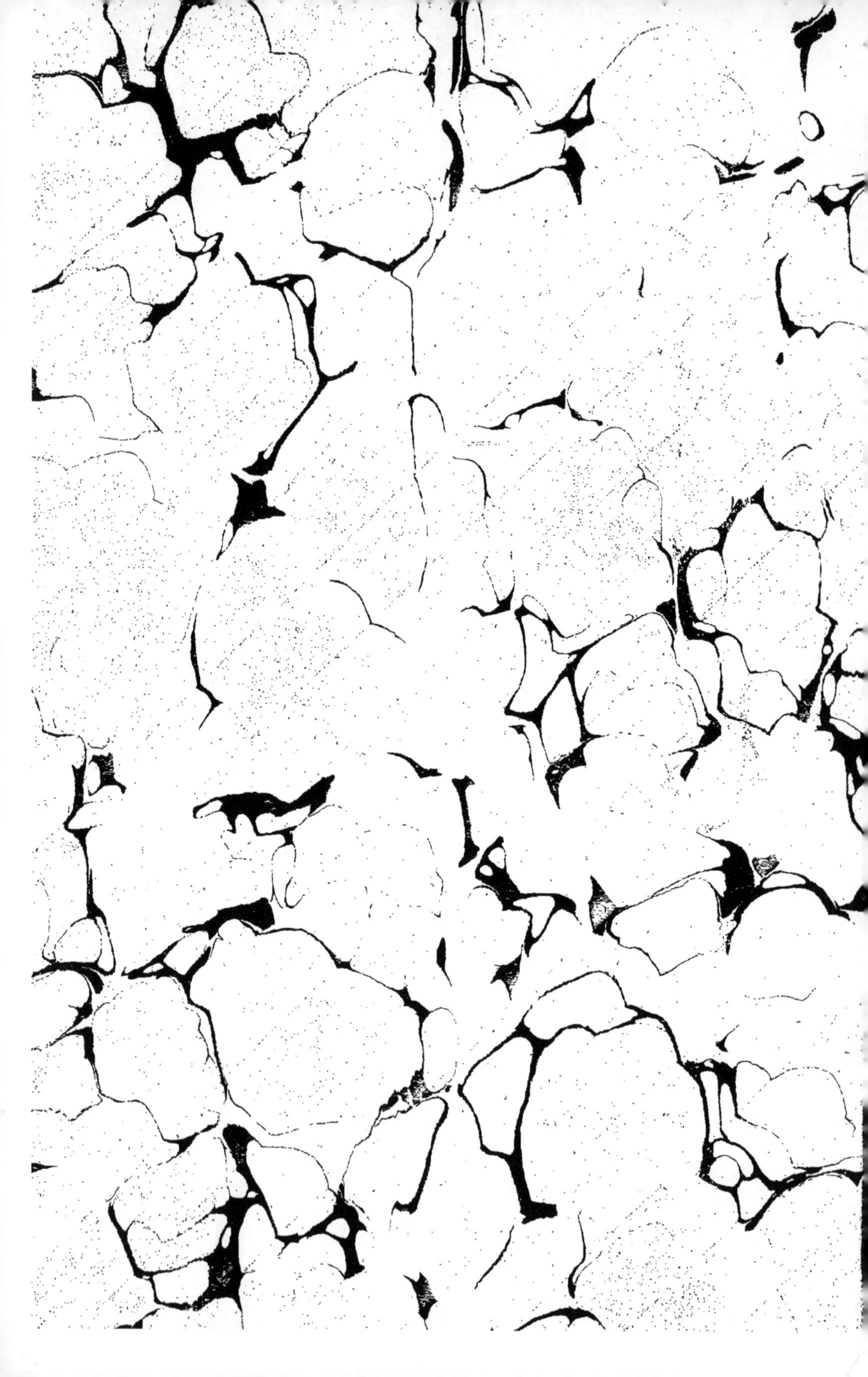

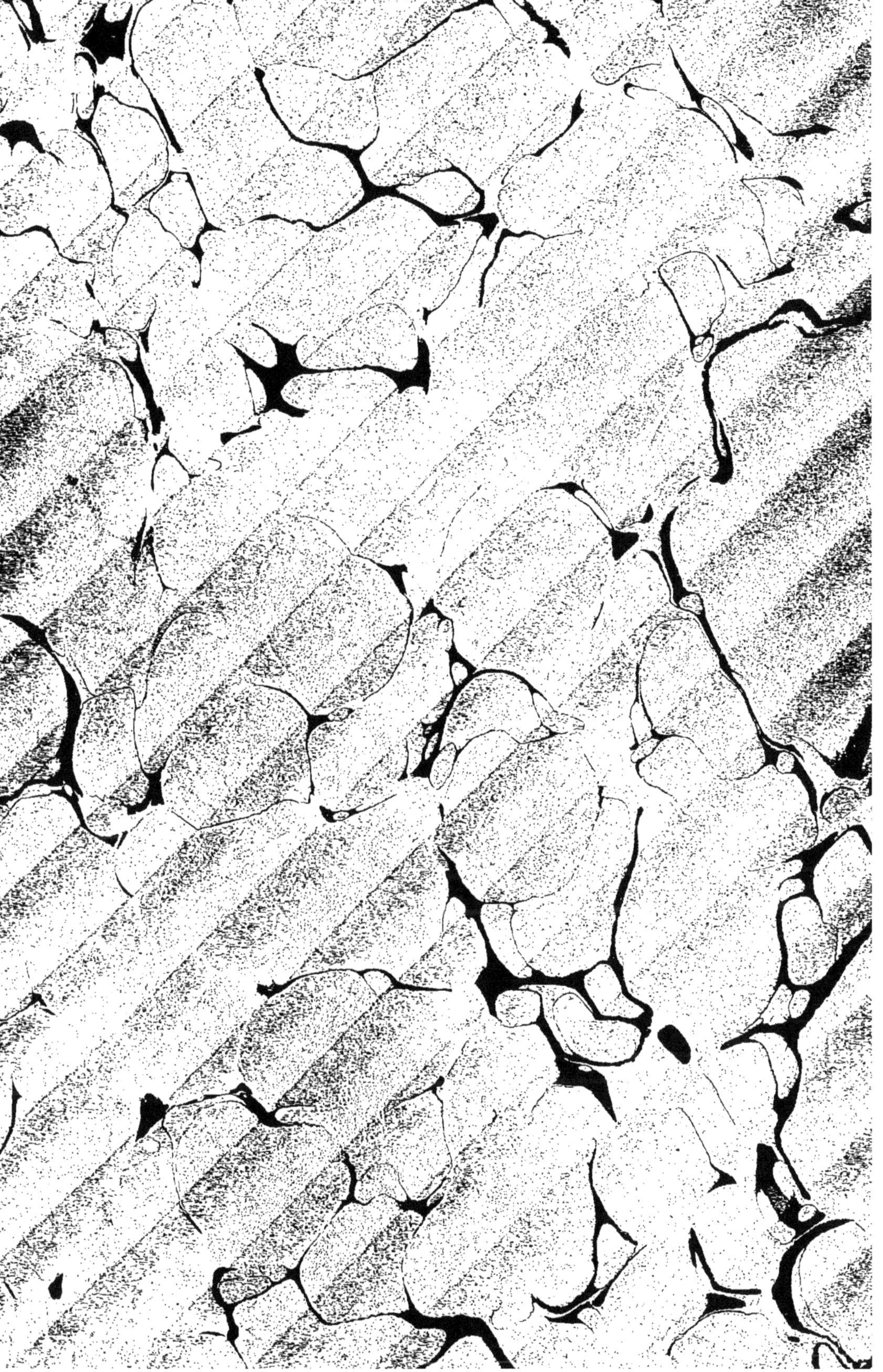

Publications de L'UNION MÉDICALE, Année 1854.

VOYAGE MÉDICAL

DANS LES

PROVINCES DANUBIENNES.

PAR

LE DOCTEUR J.-M. CAILLAT,

Ancien interne des hôpitaux de Paris, chevalier de la Légion-d'Honneur.

Sit medicus cosmographus et geographus. Scriptura cognoscitur per litteras, natura verò pedibus ediscitur à regione ad regionem eundo.

(Paracelsus. — *De morbis Tartareis.*)

PARIS,

TYPOGRAPHIE FÉLIX MALTESTE ET Cie,

Rue des Deux-Portes-Saint-Sauveur, 22.

—

1854

VOYAGE MÉDICAL

DANS LES

PROVINCES DANUBIENNES.

VOYAGE MÉDICAL

DANS LES

PROVINCES DANUBIENNES.

PAR

LE DOCTEUR J.-M. CAILLAT,

Ancien interne des hôpitaux de Paris, chevalier de la Légion-d'Honneur.

Sit medicus cosmographus et geographus. Scriptura cognoscitur per litteras, natura verò pedibus ediscitur à regione ad regionem eundo.

(PARACELSUS. — *De morbis Tartareis.*)

Publications de **l'Union Médicale**, Mars, Avril et Mai 1854.

PARIS,

TYPOGRAPHIE FÉLIX MALTESTE ET Cie,

Rue des Deux-Portes-Saint-Sauveur, 22.

1854

VOYAGE MÉDICAL

DANS LES

PROVINCES DANUBIENNES.

I.

Vers les confins de l'Europe orientale, non loin des rives de la mer Noire, existent deux riches provinces, occupées autrefois par les Daces, habitées aujourd'hui par les Moldo-Valaques qui s'appellent entre eux *Roumouns*, et font partie de cette grande famille enfermée entre la mer Noire, le Danube, la Theiss, les Carpathes, le Dniester, et connue sous le nom de *Peuples de la langue d'Or*.

J'ai visité la Valachie dans presque tous les sens. Le désir de réparer ma santé, puis le plaisir de renouveler des courses qui m'avaient intéressé, plus tard, le projet de multiplier mes observations et mes recherches dans un pays si nouveau et si curieux; joint à cela, enfin, un besoin insatiable de locomotion, inhérent à ma nature, m'ont fait entreprendre dans cette principauté, des promenades nombreuses, qui ont transformé en une période de trois ans la durée d'un séjour qui ne devait être que de quelques mois.

La Moldavie m'est moins bien connue; aussi tout ce qui va suivre s'appliquera plus spécialement à la première de ces provinces; j'ai hâte pourtant de faire observer que la langue, les mœurs, les usages, les conditions climatériques, etc., sont à peu près identiques dans ces deux pays.

II.

Généralités. — La Valachie est enclavée, de nos jours, entre trois grands empires: l'Autriche, la Turquie et la Russie, dont l'éloigne à peine l'étroit territoire de la Moldavie. Elle est séparée du Banat, de la Transylvanie, de la Moldavie, de la Bulgarie et de la Servie par des barrières naturelles, qui sont: au Nord: une chaîne de montagnes, les Carpathes; au Midi et à l'Ouest: un grand fleuve, le Danube; enfin, à l'Est: un rapide et large torrent, le Sireth.

Sa population compte près de deux millions d'habitans; sa surface est de 3,830 lieues carrées. Elle a 128 lieues dans sa plus grande largeur, de l'Ouest à l'Est, entre Orsowa et l'embouchure du Sireth, et 54 dans sa plus grande largeur, du Sud au Nord, entre Tourno, en face de Nicopolis, et la Tour-Rouge, sur la frontière autrichienne.

La Valachie présente deux divisions naturelles: elle est *grande* ou *petite, orientale* ou *occidentale*, si on l'envisage au point de vue de son partage au-delà ou en deçà du cours de l'Olto, sa principale rivière intérieure. Elle est dite encore *haute* ou *basse Valachie*, quand on veut désigner sa partie montueuse, qui comprend les cimes boisées et les versans pittoresques des Carpathes, ou bien les plaines riveraines et centrales du Danube.

Cette province est sillonnée par une multitude de cours d'eau qui descendent des Alpes carpathiques, et vont se jeter dans le Danube. On y compte environ 140 rivières ou torrens, dont les principaux sont de l'Ouest à l'Est: le *Gioul*, l'*Olto*, l'*Argis*, la *Dimbowitza*, l'*Ialomitza*, la *Pracova*, *Bouzéoul*, le *Sireth*. Outre ce grand nombre d'eaux vives qui serpentent, en tous sens, sur le sol de la principitauté, il existe encore de très nombreux et très larges marais dans l'intérieur du pays, et, sur les bords du Danube, d'immenses flaques d'eau, résultat des inondations du grand fleuve. C'est là la source des émanations meurtrières qui rendent si dangereux le séjour de la Valachie.

Ce pays a les froids de Moscou et les chaleurs de la Grèce. Les extrêmes de température, notés par moi pendant la durée de plusieurs années successives, sont — 24 et + 37 degrés centigrades. Ovide, dans ses *Tristes* et ses *Pontiques*, a évidemment exagéré l'âpreté du climat et la rigueur des froids dans le pays des Sarmates, voisin de la Dacie, quand il dit : que la neige séjourne quelquefois plusieurs années en certains endroits des bords de l'Ister et du Pont-Euxin.

L'été, malgré la grande chaleur du jour, la température s'abaisse fortement après le coucher du soleil ; des vapeurs invisibles pénètrent alors l'économie tout entière de froid et d'humidité. Le manteau est, en tout temps, indispensable dans la soirée ; et, si l'on voyage la nuit, il est prudent d'emporter, avec soi, une pelisse fourrée, dont je me suis toujours enveloppé, dans ce cas, quelle qu'eût été la hauteur de la colonne thermométrique pendant le cours de la journée.

Plusieurs auteurs ne comptent que deux saisons dans ce pays : l'hiver et l'été. Pour moi, j'ai pu observer, en trois ans de séjour en Valachie, trois automnes magnifiques, des premiers jours de septembre au 1er et même au 15 de novembre. Le printemps, il est vrai, est ordinairement d'une très courte durée.

Du 1er au 15 novembre la neige commence à tomber, fouettée par le *krivaz*, vent glacial du Nord-Est, redouté par les Valaques, comme tout ce qui vient de la Russie. Au bout de quelques semaines, les nuages se dissipent complètement, et à partir de ce moment, un soleil brillant apparaît, chaque jour, pendant trois ou quatre mois. La neige, entassée sur le sol, attend le mois de mars pour se fondre. Quelquefois cette fonte arrive rapidement ; toute la basse Valachie n'est plus alors, pendant le jour, qu'un immense marais, sale et bourbeux, et qu'une large surface de glace pendant la nuit.

Il résulte d'observations faites au Collége de Saint-Sava, qu'on a eu, dans le cours d'une année, à Bucharest, capitale de la province :

208	jours	beaux.
49	»	ciel couvert.
38	»	ciel nuageux.
30	»	pluie.
18	»	grands vents.
9	»	neige.
8	»	ouragan.
5	»	brouillards.
365		

Les orages ne sont pas très fréquens, et la foudre fait assez rarement des victimes dans ce pays.

III.

Géologie. — Des rives du Danube au sommet des Carpathes on trouve quatre bandes de terrain, parallèles et bien distinctes les unes des autres :

1° La première est la plus rapprochée du Danube et la moins importante de toutes, au point de vue géologique ; elle est formée par les alluvions récentes du fleuve. C'est sur elle que sont bâties les villes de *Tourno-Sévérin*, *Tchernetz*, *Calafat*, *Tourno*, *Giourgewo*, *Olténitza*, *Calarasch*, *Braïla*, *Galatz*, port très important, le seul centre de population moldave sur le Danube.

2° Vient ensuite le terrain Clysmien, reposant sur un vaste dépôt de mollasse et recouvert d'une couche épaisse d'alluvions anciennes. Cette formation est la plus étendue en surface ; elle commence à quelques lieues des bords du fleuve et s'étend jusqu'au pied des premiers plans des Carpathes. Les villes de *Caracal* et *Slobozie* se trouvent sur les limites inférieures de ce terrain, délimité supérieurement par celles de *Slatina*, *Bouzéo* et *Slam-Rimnik*. Les capitales de la grande et de la petite Valachie, *Bucharest* et *Craïova*, en occupent le centre.

C'est à ces deux terrains que la Moldo-Valachie doit sa proverbiale fécondité, mais c'est à leur sous-sol argileux qu'elle doit également, en grande partie, la triste réputation qu'elle ne justifie que trop, d'être, de toute l'Europe, le pays le plus insalubre.

3° Au-dessus, nous trouvons le terrain super-crétacé. Les villes de *Tirgo-Gioul*, *Rimnik-Voulchia*, *Tirgowitz*, *Pitesti*, *Ploiesti*, les plus salubres de toute la principauté, reposent sur cette formation géologique.

4° Plus haut, enfin, nous touchons aux terrains primitifs et sommes au milieu même des Carpathes. *Kimpo-Loungo* est la seule ville importante qui s'offre à nous. Dans ce pays, enchanteur et riant par ses sites pittoresques et sa belle végétation, les exemples de scrofule, de goître et de crétinisme y sont aussi nombreux qu'en aucun autre point du globe.

Si nous suivons pour l'étude des roches la même marche, c'est-à-dire si nous nous élevons du Danube aux cimes carpathiques, nous trouvons sur notre route : la mollasse formant le centre des légères hauteurs qui se trouvent au milieu ou dans le voisinage de Bucharest; plus haut, à Kimpina surtout, de puissantes assises de travertin, nommé *Sigue*, dans le pays; vient ensuite le calcaire carbonifère. Ce dernier compose presque à lui seul les contreforts des Carpathes; il est remarquable par les immenses cavernes qu'il offre et dont les plus curieuses sont en Valachie : celle de *Baia-dé-Arama*, peuplée d'un nombre prodigieux de couleuvres, et celle du monastère de *Tismana*, dont l'eau s'y charge d'une quantité tellement considérable de molécules calcaires qu'en quittant son réservoir et tombant en cascade au fond d'un ravin très profond, elle a formé là une *stalagmite* dont l'accroissement, de bas en haut, est incessant, grâce à une enveloppe de mousse qui l'entoure complètement et grandit avec elle. Cette concrétion, par sa taille gigantesque, son mode de formation, ses proportions insolites, car elle est beaucoup plus haute que large, est un des spectacles les plus intéressans qu'il soit donné à un naturaliste d'observer. Je ne parlerai point ici des cavernes de la Hongrie, creusées également dans le calcaire carpathique, telles que : celle de *Szilieza*, remplie d'eau l'hiver et de glace l'été; la *grotte aux vapeurs*, aux bains de Méhadia, sorte d'étuve naturelle dont les parois sont chauffées par les sources thermales d'Hercule; celle de *Vétérani*, la plus célèbre de toutes, figurée à tort sur la rive droite du Danube dans la carte du *Voyage géologique en Hongrie*, de Beudant, etc.

Le vieux grès rouge, les micaschistes, les gneiss, enfin le granite représentent les terrains les plus anciens et appartiennent aux plans les plus élevés des Carpathes.

Les montagnes valaques renferment, dit-on, de grandes richesses minérales; elles n'ont jamais été exploitées et leur gisement n'est à peu près connu que des ingénieurs russes qui, à diverses époques, ont exploré ce pays comme s'il devait être en leur possession dans un avenir très rapproché.

Comme productions minéralogiques, en quelque sorte spéciales au pays, je citerai l'*ambre noir*, ou *ambre valaque*, qu'on trouve dans le voisinage de Bouzéo et qui sert à faire des *moumés* ou bouquins mammiformes de pipe, et la *cire fossile* de Moldavie, découverte à Slanik, dans le district de Pakau.

Enfin, l'or se rencontre dans le sable de plusieurs rivières, de la Dimbowitza et de l'Argis, entr'autres, où il est ramassé par des Bohémiens dits, à cet effet, *aurari* ou orpailleurs.

La Valachie possède encore, derrière les chaînons les plus inférieurs des Carpathes, à Téléga et Ocna, des mines de sel gemme d'une très grande richesse. Celle de Téléga, en effet, s'étend de l'Est à l'Ouest sur une longueur d'environ 60 lieues et surpasse, en importance, celles même de la Gallicie, considérée jusqu'à ce jour, comme les plus riches de toute l'Europe. La principauté, en retire, chaque année, le quart de tous ses revenus. La roche saline est séparée de la surface du sol par le terrain Clysmien dont les couches de schites marneux et argileux, de sable et de cailloux roulés, ont, d'après mes évaluations, de 20 à 28 mètres de puissance. A Ocna, de même qu'à Téléga, le dépôt salin paraît s'être formé dans un *bassin fermé*, comme en Transylvanie, en Hongrie, en Pologne, etc.

La Valachie ne renferme ni volcans, ni terrains volcaniques. Il est vrai, qu'en de certains endroits, on peut observer des pseudo-volcans; ainsi à Maloritza, près de la ville de Tchernetz, une petite colline, constituée par la Mollasse présente près de sa surface du lignite dont les couches supérieures, renfermant des pyrites, s'enflamment spontanément à l'air et produisent quelquefois des éboulemens. C'est là un spectacle qu'il m'a été facile de revoir à Commentry, près des sources de Néris, en France, et beaucoup plus en grand, à la *montagne brûlante* de Cransac, dans le département de l'Aveyron; phénomène qui, pour certains auteurs, mal inspirés selon moi, expliquerait la thermalité des eaux minérales.

J'ai ressenti bien souvent des tremblemens de terre en Moldo-Valachie ; ils sont, en général, très faibles ; cependant il est rare que, dans l'espace de dix à quinze ans, on n'en éprouve pas quelqu'un de violent. Celui de 1839 ébranla plusieurs édifices, renversa des maisons et fit plusieurs victimes, et notammemt la femme et la fille d'un Français, qui furent écrasées dans leur lit par un pan de muraille.

Plus loin, je donnerai un résumé très succinct des sources minérales nombreuses que renferment la Valachie et la Moldavie.

IV.

Productions animales. — Parmi les mammifères sauvages de ce pays, il faut compter l'ours, le sanglier, le cerf, le loup, le chevreuil, le lièvre, etc. Dans une battue générale, faite en 1844, par ordre du prince de Valachie, on tua, dans cette principauté, en une seule journée, 3,000 loups et 300,000 lièvres.

Les principaux oiseaux sont : le grand vautour, la buse, le flamant, le héron, la grue, la cigogne, qu'on trouve sur presque toutes les cabanes des paysans, la grande et la petite outardes, le coq de bruyère, le canard sauvage, la perdrix grise, la caille, la tourterelle de Turquie, la corneille et surtout le corbeau que l'on rencontre à chaque pas, et qui figurait autrefois, au lieu de l'aigle, sur le blason valaque, comme le prouvent une foule de dessins, de peintures et le vieux proverbe :

Les taureaux mugissent et les corbeaux coassent, qui exprime le mécontentement et les plaintes des Moldaves et des Valaques. Le gibier est très abondant. En avril 1844, deux Anglais et deux Français tuaient, en quatre jours, dans les steppes, 150 grosses pièces, dont 12 grandes outardes.

Les animaux domestiques sont: le buffle, le bœuf, le cheval, l'âne, le mouton, la chèvre, le porc, le chien, etc. Le bœuf est beau en Moldavie, sa tête est représentée sur le blason de cette principauté ; mais, en Valachie, il est petit, maigre, sans énergie ; la chair, comme celle de la plupart des autres animaux de ce pays, n'a pas une grande saveur. On le tue en lui divisant la moelle épinière entre l'occipital et l'atlas, à l'aide d'un couteau à lame très mince. Sa viande, salée, est l'objet d'un grand commerce.

Les bœufs sont exposés à un grand nombre de maladies, dont la plus meurtrière est le *typhus des steppes*. Cette affection a fait mourir, en 1846, d'après la *Gazette officielle de Bucharest*, 110,000 têtes de gros bétail (170,000 d'après des documens qu'il m'a été permis de consulter dans une chancellerie), sur un chiffre total de 620,000 que possédait la Valachie en 1845. En 1847, cette maladie était regardée comme éteinte, et pourtant du 1er janvier au 15 octobre de cette année, dernière époque où j'ai pris une note, 12,000 bœufs figuraient au chiffre de la mortalité produite par cette maladie.

Le cheval valaque est poilu, petit, sans vivacité, mais rapide à la course, sobre et endurci à la fatigue ; pour le ranimer, après une longue marche, il suffit de lui tordre et tirer avec force les oreilles et de lui frotter les yeux avec la paume des mains. La race des chevaux moldaves était encore, dans le dernier siècle, une des plus belles d'Europe ; maintenant elle a bien dégénéré et ne saurait justifier l'ancien proverbe turc : *Un jeune garçon persan et un cheval moldave sont les deux êtres les plus parfaits de la création.*

Dans les deux provinces, les chevaux de luxe sont tirés de la Hongrie.

On fait beaucoup de fromages avec le lait de la brebis et de la chèvre ; on en fait encore avec du lait de bufflesse. Le *caschcavalou* (caseus cavalli) est une sorte de gruyère préparé avec du lait de jument.

L'oie, le canard, la poule, la pintade, le dindon, le pigeon représentent les oiseaux domestiques. La grue remplace le paon dans quelques habitations de boyards.

Les poissons des montagnes sont délicieux; les nombreux torrens des Carpathes fournissent, surtout des truites communes et des truites saumonées d'un goût exquis. Ceux de l'intérieur et des étangs du bas pays ont, en général, un goût de vase assez désagréable; il faut en excepter pourtant ceux de l'Olto; j'ai trouvé, en effet, dans cette rivière, à quelques lieues au-dessus de son embouchure, d'excellens sterlets, de bonnes et de magnifiques lotes.

Le Danube est riche en poissons d'une chair agréable, ce sont : la perche, le brochet, le saumon, la carpe, l'esturgeon, si recherché pour son *caviar* et sa vessie natatoire, le sterlet ou petit esturgeon qui fournit le caviar le plus délicat, le *silurus glanis*, etc., etc. J'ai lu, dans la relation d'un *Voyage en Orient*, que les poissons étaient tellement nombreux dans le Danube, qu'on n'avait qu'à plonger la main dans le premier endroit venu de ce grand fleuve pour en retirer, au bout de quelques secondes, un et mêmes plusieurs de ses habitans. L'auteur de ce voyage, si empressé, comme tant d'autres, de faire connaître ses faits et gestes au public, est également beaucoup trop prompt à donner carrière à son expansive admiration; aussi M. G***, dans le *vivier* duquel la demi-douzaine de poissons fut prise à la main, en quelques instans, n'a-t-il point voulu détruire, par un mot, le bonheur de ce touriste enthousiaste devant cette *pêche miraculeuse* et lui ravir, de la sorte, à lui et à ses futurs lecteurs, cette *phénoménale impression de voyage !*

On rencontre en quelques endroits, et notamment sur les bords de certaines flaques d'eau, produites par les inondations des rivières dans le bas-pays, des couleuvres, en assez grand nombre; elles sont inoffensives; les grenouilles abondent également; les habitans de Bucharest ne s'endorment et ne s'éveillent, pendant quelques mois de l'année, qu'au bruit de leurs concerts. Souvent, dans mes excursions, j'ai rencontré, dans les bois, de petites tortues de terre. Personne ne les recherche.

Dans le voisinage du Danube d'innombrables cousins, gros comme des moustiques, sont excessivement importuns. La Valachie fait un grand commerce de sangsues; on y trouve également beaucoup de cantharides, d'abeilles, etc. Le produit des vers à soie est très borné et ne sort pas de la province. De temps en temps, les sauterelles (*acridium peregrinum*) dévastent le pays. Le 11 août 1847, à midi, par un soleil brillant, un épais nuage de sauterelles a passé au-dessus de ma tête, en rase campagne, à quelques postes de Bucharest; ma voiture était immobile, et, pendant près de trois quarts d'heures j'ai été plongé dans une demi-obscurité.

Je ne quitterai point ce sujet sans parler d'un petit insecte que j'ai souvent admiré, la nuit, dans les forêts des Carpathes. Il est de la grosseur de nos vers luisans et a phosphorescentes les mêmes parties du corps; seulement, il est ailé, et, dans son vol, projette une lumière *intermittente*, par le rapprochement et l'écartement alternatifs de ses ailes; les Valaques l'appellent *licouritz*, c'est-à-dire, *scintillant*. Par une nuit chaude et obscure du mois de juillet, me trouvant en contemplation, sur la terrasse d'un monastère, devant une légion innombrable et agitée de ces petits météores lumineux, je fus tiré de ma rêverie par les paroles d'un religieux qui fumait son tchibouk, à quelques pas de moi : Ce que tu vois, me dit-il, ce sont les âmes des trépassés qui viennent nous demander des prières.

V.

Productions végétales. — Le grand règne végétal est représenté, dans les montagnes, par le pin et le sapin, plus bas on trouve le bouleau, le mélèze, le chêne, le frêne, le châtaignier, le noyer, le pommier, le poirier sauvage et des vergers sans fin de pruniers, dont le fruit sert à faire de l'eau-de-vie. Dans la plaine on voit l'orme, le tremble, le peuplier, l'aulne, le noisetier, le tilleul, le saule et surtout l'acacia qu'on rencontre presque à chaque pas.

Dans les districts montagneux et au milieu des bois on admire d'immenses corbeilles de framboises, de fraises et de fleurs variées à l'infini. On y cultive l'épautre et le sarrasin. Dans la plaine on sème le froment pour la population des villes et l'exportation; le maïs, le millet, les pois, les lentilles et divers autres légumes pour le peuple; l'orge pour les chevaux et les fabriques d'eau-de-vie. L'avoine et le seigle y sont assez rares. Après la moisson, on fait fouler le blé aux chevaux, comme dans le midi de la France.

La vigne vient admirablement bien sur les plans intérieurs des Carpathes; elle donnerait d'excellens produits, pour peu qu'elle fût soignée. L'hiver on l'enterre presque partout, excepté à Dragaschan, pour la soustraire à la rigueur du froid. Dans cette dernière localité, encore, on la fait monter sur échalas, ce qui est une pratique exceptionnelle dans le pays.

Pour préparer le vin on écrase les raisins avec les pieds; le suc est mis dans des tonneaux où on le laisse fermenter pendant un mois; après ce temps on le soutire. La rafle, ou support des baies, a été mise de côté pour servir à faire de l'eau-de-vie que chaque propriétaire obtient au moyen d'un appareil distillatoire très simple. La quantité d'eau-de-vie, recueillie de la sorte, est à celle du vin, comme un est à dix. J'ai quelquefois vu ordonner avec succès, dans des cas d'empâtement des viscères abdominaux, si fréquens dans cette contrée, la *cure de raisin*. Les malades qui s'y soumettent ne doivent se nourrir absolument que de ce fruit pendant plusieurs semaines.

Le tabac du pays est assez mauvais et n'est en usage que dans la classe ouvrière. Les paysans le fument sans autres préparation que la dessiccation des feuilles roulées en corde et suspendues hors de leur cabane; ils l'allument avec les sommités d'une petite absinthe très connues dans les steppes. Les boyards emploient généralement le tabac d'Andrinople, se servent de pipes turques, rarement de narghilé. Leur amadou est l'*yasca*, *kav* des Turcs; c'est le produit d'une substance qui se forme autour de la moelle des vieux arbres abandonnés à la décomposition spontanée; pour le parfumer ils l'enferment dans des boîtes avec des fleurs de mélilot.

Enfin, on récolte assez abondamment la graine dite d'Avignon, fournie par l'*Yerba galbéna, rhamnus infectorius.*

On peut terminer tout ce qui a trait aux productions animales et végétales par cette remarque générale : que dans ce pays les fleurs y ont peu de parfum, les fruits peu d'arôme et les viandes peu de saveur.

VI.

LANGUE. — Les Moldo-Valaques parlent la langue d'or ou romane de Dacie, *limba roumanéaska.* Ils l'ont écrite en caractères latins jusqu'au XIme siècle ; depuis cette époque, ils font usage de lettres cyrilliennes. Le fond de cette langue est un latin corrompu. Les invasions étrangères, la conquête de ces provinces par les Turcs, le règne des princes Fanariotes, l'engoûment pour notre littérature et nos modes, ont introduit, dans le langage, une foule d'expressions slaves, turques, grecques et françaises.

Les mots valaques suivans que je prends au hasard : *cap, okiou, nass, ourékė, limba, dintė, barba, bratz, mouna, dégète, ounghia, inima, piept, süngé*, etc., dérivent directement, comme on le voit, des mots latins : caput, oculus, nasus, auricula, lingua, dens, barba, brachium, manus, digitus, unguis, anima, pectus, sanguis, etc.

La ressemblance de la langue d'or avec l'italien doit être également très grande, on le comprend sans peine ; ainsi les noms des jours de la semaine et une foule d'autres employés par les Italiens et les Valaques sont à peu près indentiques.

Il n'y a, hors de France, aucune ville de l'Europe, sans en excepter Varsovie et Saint-Pétersbourg, où la langue française soit d'un usage aussi général qu'à Bucharest et Iassy. Presque tous les boyards, grands ou petits, la connaissent ; je ne parlais que français avec mes malades et mes confrères.

Le grec domine dans la classe commerçante ; le peuple des villes parle un valaque corrompu. La vraie langue nationale ne se trouve que dans la campagne, spécialement dans la partie montagneuse du pays. Dans un grand nombre de villages de la Transylvanie et de la Hongrie, l'instruction dans les écoles et les sermons dans les églises se donnent en latin; aussi ce fut une bonne fortune pour moi, dans les premiers temps de mon séjour en Valachie, de pouvoir prendre à mon service un Roumoun transylvain, avec lequel mes souvenirs de collége me furent d'un grand secours, et qui, dans mes voyages, me traduisait toutes les inscriptions en langue du pays.

VII.

Religion. — La population de la principauté est attachée au rite grec, qui reconnaît pour chef le patriarche de Constantinople. Les dignitaires ecclésiastiques sont tous d'une basse extraction et d'une ignorance profonde. Beaucoup de popes, sachant à peine lire, apprennent par cœur la formule du service; j'en ai vu plusieurs, dans un état complet d'ivresse, se mêler, le dimanche, aux danses des paysans; presque tous sont personnellement méprisés. Le peuple, croyant fermement à toute sortes de sortiléges, aux apparitions des morts, aux esprits, etc., s'abandonne à l'observation d'une foule de pratiques superstitieuses. Il suffit, pour se croire en paix avec sa conscience, de faire, à chaque instant, des signes de croix, de se prosterner devant les images, les baiser, allumer un cierge devant quelque saint favori. Les jours de jeûne et de fête, si nombreux dans le calendrier grec, sont toujours observés ponctuellement. Avec de l'argent on achète absolution, communion et sentence de divorce. Dans ce dernier cas, les motifs les plus futiles réussissent fort bien quand ils sont appuyés par les argumens que Basile appelle irrésistibles. En voici une preuve entre mille : Une dame vivait heureuse avec son époux; les Russes arrivent en Valachie; elle rêve alors un avenir plus brillant, demande et obtient le divorce par *raison de santé;* se remarie au bout de quelques semaines, encore par *raison de santé,* avec un officier de l'armée d'occupation, qu'elle se hâte de quitter quand le régiment de ce dernier est forcé d'évacuer la principauté. On se prend sans amour, on se sépare sans haine, pour se reprendre quelquefois plus tard.

VIII.

Noblesse. — Les nobles ou boyards (du vieux titre *boïer*, maître de char armé en guerre et traîné par des bœufs) se divisent en trois classes dans la Moldo-Valachie.

La première comprend : les *bans*, *vorniks*, *logothètes*, *vistiars*, *postelniks*, *agas*.

La seconde renferme les *cloutchars* et les *paharniks*.

La troisième les *sardars* et les *pitars*.

Le titre le plus élevé est celui de ban. Le ban George Philipesco, le boyard le plus majestueux, le plus hospitalier et le plus populaire de toute la Valachie, a reçu, de plus, du sultan Mahmoud, le titre exceptionnel de *basch-boyard*, c'est-à-dire de premier noble.

J'ai entendu dire bien souvent, mais sans qu'il m'ait été possible d'en trouver la confirmation écrite, que les docteurs en médecine avaient le rang de *cloutchar*, échelon le plus élevé de la seconde classe, et qui correspond au grade de commandant dans l'armée. Le cloutchar à l'ancienne cour des princes était le gardien du code des lois. Le paharnik, qui vient après dans la hiérarchie actuelle, était l'échanson qui, aux dîners de cérémonie, se tenait debout derrière le prince et lui offrait à boire.

Les boyards de première classe considèrent leurs titres comme correspondant à ceux de comte et de baron en Allemagne. Beaucoup de familles se croient d'une origine très ancienne ; une d'elles porte le nom de Paléologue et affirme qu'elle descend de la race du dernier Constantin ; mais aucune ne saurait justifier ses prétentions et faire remonter ses titres au-delà de quelques siècles.

IX.

Caractère et mœurs. — Quand on examine les mœurs et le caractère de ces peuples, il est indispensable de séparer, dans cette étude, non seulement le seigneur du paysan; l'habitant des montagnes de celui du bas pays. Il faut encore établir une distinction entre le grand et le petit Valaques.

Le boyard moldo-valaque, désireux d'entrer au plus vite et de prendre rang dans la famille européenne, a su s'emparer, avec la plus grande facilité, des dehors d'une civilisation avancée, et sait dissimuler, avec un merveilleux aplomb et une profonde habileté, les lacunes d'une éducation incomplète. Son seul travail sérieux consiste à apprendre les langues principales de l'Europe, pour l'étude desquelles il a la plus grande aptitude; à s'enquérir des usages des peuples qui marchent à la tête du monde civilisé, pour les adopter au plus vite; aussi ne se croit-on pas à plus de six cents lieues de Paris, quand on entre dans les salons de la noblesse valaque.

Les boyards aiment le faste et l'opulence, ont un personnel nombreux de domestiques, de magnifiques équipages, font un étalage pompeux de leurs richesses, mais ignorent complètement toutes les ressources et toutes les douceurs du confort. S'occupant peu de leurs affaires particulières, dont ils laissent la gestion à des intendans, ils ont souvent dans leurs hôtels, à côté des dehors d'un luxe extravagant, le manque des choses les plus indispensables aux usages de la vie. Très hospitaliers, par ostentation, par curiosité ou par désœuvrement, ils font aux étrangers les honneurs de chez eux avec beaucoup de noblesse et de dignité. Ils se lèvent à sept heures, déjeûnent avec du café au lait, vont à leurs affaires ou faire des visites, dînent à une heure, dorment après trois ou quatre heures, se rendent à la promenade ou font de nouvelles visites, soupent à neuf ou dix heures, et jouent aux cartes une partie de la nuit.

Le Valaque, en général, s'abandonne volontiers, comme ses frères d'Italie, au *dolce far niente.* Il passe des heures entières sur son divan, fumant le tchibouk, ou bien égrénant son *météni, tesbith* des Musulmans, sorte de chapelet que les Orientaux, de toutes les religions, ont presque toujours dans les mains. Il traite également les affaires et les sujets sérieux. Dans son indécision d'esprit continuelle, il est rare que son opinion de la veille soit celle du lendemain; aussi ne peut-on jamais compter sur aucune de ses promesses, sur aucune de ses déterminations. L'énergie de caractère qui fait naître les grandes passions, commettre les grands crimes, ou enfante les actions héroïques, lui fait complètement défaut. Nul n'a la parole plus séduisante et ne sait mieux que lui se couvrir des dehors d'une austère vertu, d'un libéralisme plus éprouvé, d'un patriotisme plus ardent, ce qui ne l'empêche pas, au dire des étrangers, d'être toujours à genoux devant le vice triomphant, d'opprimer les villageois et de *baiser*, avec empressement, *la main qu'il ne peut couper*, suivant, en tout cela, les préceptes des Grecs fanariotes, ses maîtres.

La toilette, le jeu, les voitures plutôt que les chevaux, l'histoire des bonnes fortunes font la base de la conversation habituelle des Valaques, dont la langue, autorisée sans doute par son origine latine, prend souvent une liberté d'expressions triviales et obscènes que ne tempère pas la présence des dames.

Le peuple et l'habitant des campagnes sont d'un naturel paisible, doux et indolent; c'est là, en partie, le résultat d'une influence, connue déjà des auteurs romains, influence qui se fait sentir également sur tous les animaux du pays et même sur les étrangers après un séjour plus ou moins long, je veux parler du climat, qui, par les extrêmes de température, le manque de saveur des produits du sol et les immenses quantités de vapeurs miasmatiques jetées dans l'air par les marais des rivières énerve profondément l'économie. C'est à cette action énervante du climat sur le moral et le physique à laquelle les étrangers ne peuvent échapper, comme je viens de le dire, qu'il faut attribuer, sans doute, l'origine de ce proverbe valaque, reproduction lui-même de la fable du *Lotos* africain :

Dimbowitza, apa doultche,
Tchiné béa nou sé maï douché.

« Dimbowitza, tes eaux sont si douces, que quiconque en a bu ne peut plus les quitter. »

N'est-ce point encore dans les trois cents lieues carrées des plaines marécageuses de la Hongrie qu'a pris naissance cette phrase que les Hongrois répètent avec orgueil :

Extra Hungariam non est vita, si est vita non est ità.

Mais cette cause n'est pas la seule ; il faut y joindre l'état d'oppression et de servitude dans lequel se trouvent ses populations. Les paysans écrasés d'impôts et de taxes vivent dans une sorte de stupeur qui leur ôte jusqu'à l'idée d'une condition meilleure. Habitués aux coups et aux mauvais traitemens, ils s'inclinent avec respect devant la main qui les frappe, fût-elle celle du plus petit boyard, du plus mince employé. La musique de ces peuples, lente, mélancolique, et dont tous les tons sont joués sur des tons mineurs, exprime bien leur état de souffrance et de résignation.

C'est à cet état d'avilissement que certains auteurs, de Sacy entre autres, rapportent l'origine probable de leur nom. Ils pensent que les Grecs, qui en ont parlé les premiers, ont pu les désigner sous le nom de Βλὰξ, *oisif, méprisable.* D'autres font dériver le nom de leur pays de *Vallis aquæ*, *Vallaquie*, sans apporter à l'appui de leur opinion aucune citation empruntée à des auteurs latins, mais faisant valoir seulement comme preuve le grand nombre de rivières et de marais renfermés dans cette province.

Les habitans des montagnes ont infiniment plus d'énergie, ils ressentent beaucoup moins les influences désastreuses du climat ; ils ne sont pas, comme leurs frères de la plaine, établis sur des terres de boyards ; ils sont propriétaires du sol qu'ils ensemencent, de la cabane qu'ils se sont bâtie ; aussi trouve-t-on dans leur physionomie une expression de force et de bonheur, et dans leurs villages un air d'aisance et de coquetterie complètement inconnu dans le bas pays.

Les paysans valaques sont d'une nature élevée ; ils ont la taille admirablement bien prise, les yeux noirs, la tête rasée sur le front et sur les tempes, ainsi que la figure, à l'exception de la lèvre supérieure qui porte des moustaches. Ils ont les traits réguliers ; leurs cheveux, noirs

2

ou châtains, descendent en boucles sur les épaules. Un très petit nombre d'entre eux a le corps courbé par la fatigue ou le poids des ans.

Les paysannes sont en général jolies; leur figure est douce et agréable, d'une expression moins mélancolique que celle des hommes; leur peau est blanche, leur taille d'une grande souplesse, ce qu'il faut attribuer sans doute à l'habitude qu'elles ont de porter des poids sur la tête. L'été, elles n'ont pas de chaussure, et il est facile, alors, d'admirer la petitesse de leurs pieds.

Sous le rapport de la beauté physique comme au point de vue moral, les paysans des montagnes valent mieux que ceux de la plaine. Les petits Valaques l'emportent également, à ce double titre, sur les habitans de la grande Valachie.

X.

VÊTEMENS. — Les grands boyards âgés portent seuls l'ancien costume de la noblesse valaque; c'est le vêtement turc, moins le turban remplacé par le *kalpak*, en fourrure d'Astrakan, et qui a la forme d'une poire renversée. Cette coiffure, par son volume et son poids, favorise les congestions, les apoplexies et doit exercer une grande influence sur la nutrition des os. C'est à elle que j'attribue la grande épaisseur des parois du crâne que j'ai pu remarquer sur une foule de têtes, religieusement conservées dans les chapelles souterraines de certains monastères.

Les autres boyards et presque toute la jeunesse ont adopté les modes européennes, et font à leur toilette un grand sacrifice de temps et d'argent.

Le costume national porté par la classe moyenne se compose de l'*ilek*, gilet sans manches, boutonné jusqu'au cou; de l'*antériou*, robe de soie à manches, croisée sur le devant, fixée par une ceinture, et descendant jusque sur les talons. Elle est fendue en bas sur les côtés jusqu'à mi-jambe. Par dessus se place le *cafetan*, tunique longue à larges manches, en drap et à collet droit. Au-dessous de l'antériou, on a des pantalons, et pour coiffure on porte une casquette. La cravate ne fait pas partie des pièces de ce costume.

Pendant la saison rigoureuse, chacun s'enveloppe dans une *blana*, ou pelisse fourrée.

Tous dorment dans l'antériou, autour de laquelle ils placent des fourrures, l'hiver, pour le repos de la nuit.

Le costume des paysans est celui que portaient les Daces, et tel qu'il est représenté sur la colonne Trajane, à Rome. Ils ont sur la tête, l'hiver, un bonnet en peau de mouton ; il est blanc pour les Valaques, et noir pour les Moldaves ; ce bonnet, nommé *catchoula*, est remplacé, l'été, par un chapeau à larges bords. Ils portent un pantalon très large, *nédratsi*, attaché par une ceinture de cuir ou de laine, et s'arrêtant au-dessous du genou, d'où il descend quelquefois très serré jusqu'à la cheville des pieds. Ils couvrent leur poitrine et leurs épaules avec une petite tunique, *zéguia*, en drap blanc et à manches. L'hiver ils ont de plus la *guéba*, manteau en drap marron ou blanc, orné d'une multitude de dessins. Enfin, quand les froids sont rigoureux, ils portent, sous la guéba, le *cochok*, gilet à manches, en peau de mouton, la fourrure tournée du côté de la chair.

Leurs pieds sont couverts de sandales, *opintch*, en cuir salé et séché au soleil, provenant du veau ou de la chèvre, et fixées par un mince cordon de peau autour du bas de la jambe, préalablement entourée d'un morceau d'étoffe de laine, *choiretchi*. L'hiver, les moins pauvres remplacent leurs sandales par de fortes bottes.

Les femmes valaques étaient revêtues autrefois du costume oriental ; maintenant elles sont toutes habillées à l'européenne. Seulement, celles qui ne portent pas de chapeau sont coiffées à la *Dourban* ; elles ont un mouchoir de laine ou de soie, attaché autour de la tête par de longues nattes de cheveux. Le fès rouge ou blanc n'est presque plus porté par les juives qui l'entourent d'un diadème formé de petites pièces d'or.

L'hiver, les femmes riches s'enveloppent d'une *blana* ; celles d'un rang inférieur ont la *skourtéka*, tunique courte et fourrée.

Dans l'intérieur des maisons, les dames et les demoiselles portent, l'hiver, la *ferméné*, casaque en laine ou en velours, dessinant la taille, couvrant une partie des hanches et bordée de fourrure, le plus souvent blanche.

Le costume des paysannes est très joli. Il se compose d'une longue chemise boutonnée au cou, ouverte sur le devant, ornée de broderies en soie sur les épaules et tout à fait en bas; la forme du jupon, qui est toujours assez court et serré à la taille, varie suivant les districts. Tantôt il est représenté par deux tabliers, l'un en avant, l'autre en arrière, qui ne se touchent pas. Tantôt il entoure complètement le corps; d'autres fois, il ne l'enveloppe qu'aux trois quarts et s'ouvre sur le côté; c'est la forme la plus gracieuse. Dans tous ces cas, il descend moins bas que la chemise, dont on voit les broderies inférieures, et qui est en laine aux couleurs éclatantes et aux dessins variés.

L'été, elles n'ont pas d'autre costume dans le courant de la journée. Quand la chaleur n'est pas très vive, elles portent la petite tunique blanche, ou *zéguia*. L'hiver elles ont de plus la *skourtéka* et le *cochok*.

Leur tête est couverte par un très mince mouchoir fixé par les tresses des cheveux; les filles laissent tomber celles-ci derrière leurs épaules. Les jours de fête, elles ont de nombreuses fleurs dans les cheveux, et des colliers formés par de petites pièces de monnaie. Un épais mouchoir garantit leur tête, l'hiver, de la rigueur des froids. Elles marchent pieds nus l'été, et portent les jours de pluie et de neige des sandales ou des bottes.

Ce sont les paysannes qui font presque tous les tissus de vêtemens pour elles et leurs maris; de plus, elles filent la soie, brodent leurs chemises, leurs mouchoirs, et fabriquent de très jolis tapis pour l'intérieur de leurs habitations. Elles sont actives et laborieuses, et valent mieux que les hommes; remarque que l'on peut appliquer, en la généralisant, à toutes les classes de la société.

XI.

Alimens. — Les boyards mangent beaucoup; mais sont, en général, insensibles aux délicatesses de nos tables, aux raffineries de la bonne chère. En cela, comme en toutes choses, pour les bien juger, il ne faut point s'en rapporter à leurs discours, car ils savent pertinemment ce qui est regardé bon par les gastronomes et ne manquent pas, dans l'occasion, d'en faire un éloge chaleureux; mais, en réalité, leur palais ne paraît pas établir de différence entre ce qui est, pour nous, un mets délicat ou un plat grossier. Si l'aphorisme de Brillat-Savarin : *Les animaux se repaissent, l'homme mange.....*, est une vérité, les Valaques doivent appartenir à l'enfance de la civilisation.

Nous aiguisons notre appétit avec des alcalis; la nature de leur régime, fortement animalisé, leur fait faire préférer les acides; aussi commencent-ils souvent leur repas par un potage au riz arrosé de vinaigre ou de jus de citron; acte de prévoyance qui suppléera à l'insuffisance du suc gastrique chargé d'acidifier une masse considérable de chairs musculaires pour en désagréger les différentes parties. La soupe au citron remplace, ici, les pastilles de d'Arcet.

Ils ont à peu près toutes nos viandes et tous nos légumes. La *sarma*, préparation turque, qui consiste en une boulette de riz et de mouton enveloppée d'une feuille tendre de vigne, apparaît souvent sur leurs tables, ainsi que le caviar frais ou salé, et l'*iaourt*, laitage épais et aigre dont les Turcs sont très friands et qu'ils vont manger, l'été, aux eaux douces d'Europe, dans le voisinage de Constantinople. Ils font encore un très grand usage d'un légume très commun en Orient, à peu près inconnu parmi nous; je veux parler des gombos ou cormes Grecques, fruits de l'*hibiscus esculentus*, qui portent, en Valachie comme en Égypte, le nom de *bamia*. Le raifort sauvage, râpé et arrosé de vinaigre et de jeunes concombres, coupés en tranche, figurent aussi assez souvent à leurs repas comme entremets et salade.

Jusque dans ces derniers temps, chaque boyard faisait préparer et cuire le pain dans sa maison, celui des boulangers étant aigre et d'une mauvaise qualité. Cet usage n'existe plus que hors de Bucharest; le pain vendu dans cette ville est, en effet, maintenant assez bon, quoiqu'il contienne presque toujours des grains d'anis, dans son intérieur, suivant le mode usité dans quelques pays allemands.

Les fruits sont, ordinairement, mangés avant leur complète maturité et le peuple, surtout, consomme une quantité prodigieuse de melons et de pastèques.

Les paysans sont très sobres. Leur plat fondamental, qui remplace pour eux le pain, est la *mamaliga*, bouillie très épaisse, préparée avec la farine de maïs (*pouroumа* ou *koukourous*) délayée dans de l'eau, avec un peu de sel. Je me suis souvent arrêtée, le soir, dans les steppes, pour assister à la préparation de la mamaliga, auprès des haltes ou *konacs* de ces nombreux convois moldaves et valaques qui transportent les différentes denrées du pays. Les chariots, au nombre de 20, 30, quelquefois davantage, sont disposés en rond ; au milieu, on creuse, dans le sol, un petit sillon oblique qui se termine profondément par un grand trou où l'on entasse des herbes sèches ; un, ou plusieurs chaudrons, à moitié pleins d'eau, dans lesquels chacun apporte sa portion de farine de maïs, sont suspendus, au-dessus, à l'aide de deux bâtons fichés en terre ; on met le feu aux herbes qui brûlent rapidement, grâce à l'accès de l'air que l'existence du sillon rend facile ; le plus jeune tourne la bouillie. Tout à coup, la troupe, qui était accroupie autour du feu, se lève ; les têtes se découvrent, et le plus ancien appelle la bénédiction du ciel sur le frugal repas qui se prépare. On retire aussitôt la marmite ; chacun prend sa part de mamaliga ; souvent elle compose, à elle seule, tout le menu d'un souper, dont les reliefs serviront pour le dîner du lendemain. Le plus grand ordre, la plus grande tranquilité règnent parmi tous ces convives ; bientôt on allume la pipe ; on cause longtemps encore sans éclats de voix, sans fou rire, puis le *kief* fini, on va chercher les chevaux et les bœufs ; ils paissaient dans le voisinage ; on les parque au milieu des chariots qui forment une enceinte fermée pour protéger, pendant la nuit, le sommeil des hommes et de leurs compagnons de fatigue.

Ce spectacle, d'une simplicité antique, au milieu de solitudes immenses aux horizons sans fin, où le ciel et l'herbe sont les seuls objets qui puissent arrêter le regard, m'a toujours vivement intéressé.

Le paysan outre sa mamaliga a encore, à son repas, des lentilles, des haricots, etc. Les jours de fête il y ajoute souvent un morceau de *posterma*, viande de bœuf ou de buffle salée et séchée au soleil. Dans les maisons de boyards on sert quelquefois la mamaliga, préparée souvent, dans ce cas, avec du lait et du sucre. Le peuple et les paysans mangent volontiers de jeunes épis de maïs cuits simplement dans l'eau.

XII.

Boissons. — L'eau est la boisson de prédilection de tous les Orientaux. On peut dire qu'ils en sont gourmets et ont, pour apprécier ses différentes qualités, une finesse et une sûreté de palais qui nous manquent; sous ce rapport, les Moldo-Valaques, les Turcs, les Grecs, les Arméniens de Constantinople, les Smyrniotes, les habitans des îles de la Grèce, etc., m'ont toujours étonné soit dans leurs pays soit en France. On pourrait faire sur l'eau, considérée au point de vue de l'hygiène, de la pathologie et de la thérapeutique de ces peuples, un livre très étendu.

En Orient les Turcs, les Arméniens, les Grecs ont de nombreuses sources miraculeuses; en Bulgarie, presque tous les torrens ont un ermitage à leur origine, et les paysans valaques consacrent, chaque année, dans un but pieux, malgré leur indolence et leur paresse, plusieurs journées de travail à creuser des puits, à établir des fontaines. Ils accordent volontiers à de certaines eaux des vertus spéciales. J'ai vu, entr'autres, dans la petite Valachie, une source dite *anti-cholérique*. Elle a guéri du choléra presque tous les paysans qui en ont bu abondamment, tandis que ceux qui n'en ont pas fait usage sont morts, me disait M. de W..., dans la propriété duquel se trouve cette eau, sur laquelle j'aurai probablement l'occasion de revenir dans un autre travail.

Chaque maison de boyard, à Bucharest, a son *sakajiou* chargé d'aller faire la provision d'eau pour la journée (à l'aide d'un petit tonneau traîné par un cheval), à la *dimbowitza*, à la source de *Filarète*, ou à celle de *kérestréo*, distante de quelques kilomètres; puis on place ce liquide, pour le filtrer, dans des cônes creux formés avec la pierre de Rouschouk, ville bulgare en face de Giourgewo.

Les seigneurs moldo-valaques boivent l'eau non seulement à leurs repas, ils en boivent encore en commençant et finissant la journée, aux différentes heures du jour ; j'en ai même connu plusieurs qui, chaque nuit, faisaient lever un domestique pour leur servir l'eau et la pipe. Dans tous ces derniers cas, ils font précéder l'injection du liquide par une cuillerée de confiture, ou *doulcheatsa*, qui joue un rôle trop important, dans ces contrées, pour que je n'en dise point ici quelques mots.

Faire des doulchetsse est la seule occupation de ménage que les femmes, à quelque rang qu'elles appartiennent, n'abandonnent point aux domestiques. La princesse régnante, elle-même, ne dédaigne pas de faire des confitures, et, à de certaines époques de l'année, elle en envoie à beaucoup de dames et spécialement aux femmes et parens des consuls étrangers. La manière dont on offre la doulcheatsa à une personne qui entre dans une maison, lui fait connaître tout de suite le prix que l'on attache à sa visite.

On fait des confitures avec des racines, avec des fleurs mais surtout avec des fruits à quelque degré qu'ils soient de leur développement et de leur maturité.

Prendre la doulcheatsa, ce qui se répète très souvent dans la journée, comme je l'ai dit, c'est avaler une cuillerée à café de confiture que l'on fait suivre aussitôt, et avant que celle-ci soit toute ingérée, d'un très grand verre d'eau fraîche. C'est là un rafraîchissement que je préfère aux scherbets de Constantinople et aux différentes boissons glacées de Naples. Tous les étrangers s'accordent à le regarder comme meilleur que la limonade, l'orangeade, la bière et autres liquides employés pour calmer les ardeurs de la soif. Le Valaque aisé, s'il est en voyage, ne se sépare pas plus de ses pots de confiture qu'il n'abandonne son sac à tabac, ou sa pelisse fourrée.

Au point de vue hygiénique, l'usage de la doulcheatsa est intéressant à connaître. Tous les matins, en se réveillant, le boyard ou le simple petit marchand prend une, puis deux, puis trois cuillerées, s'il le faut, de confiture, accompagnées chacune de l'ingestion d'un grand verre d'eau fraîche, jusqu'à ce qu'il ait eu une garde-robe. S'il n'obtient point ce dernier effet, il songe à prendre des médicamens et ne sort point de sa maison. Cette dernière habitude est tellement enracinée dans les mœurs qu'elle est même consacrée dans le langage de ces peuples : En effet, dans la langue d'Or, les mots : *Am èchit afaré* signifient tout à la fois : *J'ai eu une selle*, ou bien, *je suis sorti de chez moi*. Les Normands ont une locution semblable. Un grand nombre de personnes ont encore la coutume de prendre très régulièrement, une heure et demie ou deux heures après leur dîner, la doulcheatsa, pour calmer disent-elles, le feu de l'estomac et aider le travail de la digestion.

L'usage des doulchetsse est encore plus important à signaler sous le rapport thérapeutique.

On prépare la confiture avec du miel, au lieu de sucre, pour la rendre laxative ; avec des feuilles de roses, pour prévenir ou couper la fièvre intermittente; avec des sorbes, des cormes, etc., pour qu'elle soit astringente ; on la rend adoucissante avec des fleurs de violettes, etc. ; rafraîchissante avec des framboises, des groseilles, etc., etc. Ces diverses préparations, dont on avale une demi-cuillerée, de temps en temps, toujours suivie de l'ingestion de l'eau fraîche, composent, dans les affections aiguës la seule boisson des malades, et je puis dire que je n'ai jamais vu, chez ces derniers, pour ce genre de tisane, la répugnance que provoquent tous les jours, chez nous, les différentes infusions ou décoctions prescrites dans les maladies. Ces derniers liquides non seulement inspirent bientôt du dégoût mais souvent encore ils fatiguent l'estomac, tandis que l'eau pure et fraîche, n'ayant point perdu, par l'ébullition, l'air qu'elle renfermait et différens sels qui sont décomposés par le calorique, entr'autres le bicarbonate de chaux, plaît davantage, se trouve plus facilement supportée par les premières voies, est plus *passante*, en un mot, pour me servir de l'expression que Bordeu a introduite en hydrologie minérale.

Dans la convalescence, on donne, pour fortifier l'estomac, la doulcheatsa de coings, de cédrat, etc. ; et, pour aiguiser l'appétit, celle préparée avec la racine du *cochlearia armoracia*, ou raifort sauvage. Les Doulchetsse moldo-valaques ne ressemblent point aux *halwa*, confitures turques au miel, qui ont une si grande réputation dans tout l'Orient, où elles sont encore connues sous le nom de *rakat-logoum*. Celles-ci sont solides, molles et empâtent la bouche, tandis que les premières, à demi-liquides et moins consistantes que nos gelées, passent plus facilement, ce qui permet, dans les maladies, d'en répéter l'usage sans dégoût.

Les Valaques ne se servent des confitures que de la manière décrite dans les précédentes lignes ; ils ne comprennent pas qu'on puisse les placer sur table pour les prendre, comme nous le faisons, au dessert des repas, ou les manger avec le rôti, à l'exemple des Hongrois.

Le rôle que beaucoup de peuples font jouer à l'air, dans les maladies, les habitans des provinces danubiennes l'attribuent à l'eau. Si les Italiens ont l'*aria cattiva*; les Valaques ont, l'*apa ouirta* (eau détestable) qui lui correspond. Nous ordonnons souvent le *changement d'air* à nos malades; ils se soumettent au *changement d'eau*; la *cure d'eau*, en Orient, est d'un usage antique.

Les vignes de la Valachie pourraient fournir d'excellens vins; celui de Dragaschan, entr'autres, provenant des meilleurs cépages de la Hongrie, se rapproche du Tokai sec; celui de Bouzéo ressemble au Malaga; malheureusement, il n'existe pas de bonnes caves dans le pays; de plus, l'habitude où l'on est de prendre, chaque jour, à un tonneau pour les besoins quotidiens, fait que le contenu, de 600 à 1,200 litres ordinairement, s'aigrit longtemps avant son épuisement complet; aussi la plupart des vins sont-ils très mauvais.

Les vins rouges sont beaucoup moins abondans que les vins blancs, et encore moins recherchés que ceux-ci, car ils ont la réputation d'amener la constipation, d'irriter les hémorrhoïdes, maladie regardée comme tellement fréquente en Orient, que, suivant un proverbe turc, ressemblant beaucoup à la définition que Lassis donnait de la blennorrhagie : *Tout individu l'a eue, l'a, ou l'aura même après sa mort et quand on le portera en terre.*

Les vins étrangers ne sont pas mieux estimés. Victor Jacquemont écrivait de l'Inde : Le vin de Bordeaux, que l'on boit à Dehli, n'est que du mauvais vinaigre. On peut en dire à peu près autant des vins vendus dans les principautés et décorés des plus beaux noms ; ce qui explique l'erreur singulière d'un Valaque de haut rang qui écrivait, avec une naïveté intime, dans un mémoire adressé, en 1836, à la Société d'œnologie française et étrangère : *Les vins français ont tous de l'âpreté et de l'aigreur.*

Le *Pélin*, vin rouge dans lequel on a fait macérer de l'ab sinthe, est presque la seule liqueur que les boyards boivent quelquefois, et cela, encore, dans le but de couper la fièvre intermittente.

Les paysans n'emploient que l'eau à leurs repas. Les jours de fête, ils s'enivrent volontiers avec le vin et surtout le *Rakiou*, eau-de-vie de prunes, de grappes ou de grains. Le vin et l'eau-de-vie leur coûtent 35 à 55 centimes environ le litre.

Une boisson recherchée par le peuple au mois de septembre et d'octobre, est l'*agourida* ou *verjus*. Dans les districts montagneux qui renferment beaucoup de pommiers, on ne connaît pas le cidre ; on se contente de soumettre les pommes à la pression, et on en boit le suc, *zéama dé méré*.

XIII.

Habitations. — Les maisons dans les villes se trouvent presque toutes au milieu de grandes cours. Elles se composent d'un rez-de-chaussée surboisé qui sert de bas-office et d'un premier étage où l'on arrive par un escalier se terminant à une petite terrasse couverte, entourée d'un divan, où l'on passe une partie de la journée, dans la belle saison. Cette terrasse, nommée *Pridvort*, remplace les balcons grillés de Malte et les *Chah-Nichins* de Constantinople. Elle précède l'entrée de la maison. Du Pridvort on passe dans le vestibule qui conduit à la salle de réception ou des salutations, sorte de *Sélamlik*. C'est la pièce principale à laquelle on a sacrifié toutes les autres. Une natte ou un tapis, suivant la saison, des tentures aux fenêtres, des divans, des lustres, des candelabres, des consoles avec vases et pendules, un piano, etc., en composent l'ameublement chez les riches boyards. Les murs et le plafond sont peints ; il n'y a pas de tapisserie. Au lieu de cheminée, on trouve un ou deux poêles à la russe. Cette salle, habitée ordinairement la nuit, comme les autres chambres, est parfumée le matin avec l'ambre, le bois d'aloès, le papier de benjoin, etc., que l'on y brûle, dans le but de masquer la présence de vapeurs excrémentitielles, et non point par pur amour pour les bonnes odeurs, ainsi que le font les Turcs. Ceux-ci, en effet, à l'exemple de leur prophète qui dut son bonheur en cette vie, comme il le dit lui-même, *aux femmes, aux parfums et à la prière*, sont incessamment à la recherche des émanations agréablement odorantes, pour les répandre sur leur personne et dans leurs appartemens.

Les autres pièces de la maison, qui servent de chambres, sont petites, étroites, sales, et il y règne le plus grand désordre.

On ne trouve de lits que dans les hôtels des riches boyards. Partout ailleurs on dort sur un divan; chaque soir on étend sur lui un petit drap blanc et un couvre-pied doublé d'une toile blanche en coton représentant le second drap de lit; on place un oreiller et on couche là presque tout habillé, c'est-à-dire avec un turban de nuit, des bas, les caleçons et l'antériou; l'hiver, on a, de plus, des fourrures.

Pendant la rigueur des froids, on place des doubles fenêtres partout et on chauffe au moyen de poêles russes; le *mangal* et le *tandour* de Smyrne et de Constantinople y sont complètement inconnus. Ces poêles sont en briques; on y brûle du bois trois ou quatre fois dans les vingt-quatre heures; la fumée, avant de sortir, circulant dans des colonnettes creuses, également en briques, qui surmontent le foyer, au nombre de deux, quatre ou six, y laisse tout son calorique et s'échappe froide au dehors. Ce système chauffe admirablement; il est le corollaire obligé de l'usage des fourrures hors de la maison, et réciproquement.

Dans la plupart des villes orientales, les maisons sont en bois et la toiture est en tuiles; en Valachie, c'est le contraire; ici, les murailles sont en briques et tout le reste est en bois, à l'exception de quelques grands hôtels qui sont recouverts par de la tôle ou du fer blanc..

Les habitations des grands et des petits boyards, des Grecs, des Juifs, des Arméniens, sont toutes construites de la même manière; elles n'ont toutes qu'un étage, la fréquence des tremblemens de terre ne permettant pas de les élever plus haut.

Les cabanes des paysans sont de deux espèces : elles sont sur terre ou sous terre ; dans ce dernier cas, elles portent le nom de *bordëiouri*.

Dans la plaine, les premières sont formées par un clayonnage en bois dont les vides sont remplis par de la terre argileuse ; leur toit, couvert de chaume et soutenu par des pieux, s'avance au-dessus de la porte d'entrée et forme là une sorte de pridvort. L'intérieur se compose de deux pièces : la première est la cuisine, la seconde est entourée d'un divan, en planche, qui sert de lit, et sur lequel est étendu un tapis. Celle-ci est parfaitement chauffée l'hiver, d'une manière très économique et que voici : la fumée du feu de la cuisine s'échappe, l'été, directement par un trajet vertical, mais, quand arrivent les froids, cette fumée, avant d'arriver à l'extérieur, circule dans un poêle en argile, construit dans cette chambre intérieure. Les paysans des plaines riveraines du Danube n'ont pas de bois ; ils brûlent des mottes pétries avec la terre sur laquelle leurs animaux ont été parqués l'hiver. Ce combustible est presque uniquement formé par de la bouse de vache.

Dans les montagnes, l'aspect des habitations rappelle l'aisance et la propreté. Les cabanes y sont construites en rondins de bois, bien égaux, dont les intervalles étroits sont remplis par du mortier. Les murs en sont blanchis à la chaux, et la toiture, composée de petites languettes de bois, est d'une belle couleur ardoise produite par la sortie incessante de la fumée, à travers ses fissures, après son passage dans le *fumoir*, petite pièce où se trouvent suspendus des jambons, des langues de bœuf et de buffle, etc., que chaque ménage possède au-dessus de la cheminée de la cuisine.

On trouve sur les bords du Danube de nombreux villages et même de petites villes, celle d'Islaz, entr'autres, presque en face de Nicopolis, dont les habitans, véritables *Troglodytes*, logent sous terre, où ils se trouvent plus à l'abri des extrêmes de température du climat. Une sorte de vestibule, incliné et couvert, précède l'entrée de ces huttes souterraines ; il a un large banc sur un côté, et sert de pridvort. Rarement de petites fenêtres viennent éclairer l'intérieur qui, ordinairement, ne reçoit du jour que par la porte. Malgré la défense formelle de creuser à l'avenir de pareilles tanières, qui sont d'une grande insalubrité, le gouvernement y loge ses soldats. Le manque de bois de construction est la principale cause de la création de ces cabanes sous terre, ou *bordiéouri*, dans lesquelles j'ai observé, pendant les chaleurs de l'été, comme je l'ai dit dans un autre travail, quelques cas de *hava-vourouchou*, maladie décrite par Brayer, sous le nom qu'elle porte à Constantinople, et caractérisée par une diarrhée abondante, suivie, au bout de quelques jours, de la mort ou d'une pénible et très longue convalescence.

Les seigneurs valaques n'aiment pas le séjour de la campagne ; ils ne se rendent même presque jamais dans leurs terres, bien différens en cela des boyards moldaves, dont un grand nombre y fixe sa demeure habituelle ; aussi ne compte-t-on, en Valachie, que quelques châteaux, dont les principaux sont : *Paschkani*, *Bréaza*, *Cornechti*, *Mora-Domneasca*, etc.

Les habitations valaques abritent en général un grand nombre d'insectes parasites. La malpropreté d'un personnel nombreux de domestiques, l'insouciance des paysans, et la chaleur qui règne en tout temps dans l'intérieur des maisons, favorise le développement de ces animaux. Pour se soustraire à leurs atteintes, il faut, en voyage, dormir dans sa voiture, aussi souvent qu'on le peut, ou se munir d'un drap de lit taillé en forme de sac, à manche sans issue, dont la seule ouverture, placée en bas, se ferme par une coulisse, une fois qu'on s'y est barricadé comme dans une forteresse inabordable. Ce sac, à capuchon fermé en avant par une gaze, m'a rendu de grands services, surtout sur les bords du Danube, où les moustiques se liguent de concert avec les punaises, les puces ou kanguroos, comme les appelle Topffer, pour livrer aux malheureux voyageurs une guerre acharnée et sans trêve.

Les principales villes de la Valachie sont : Bucharest, capitale de la principauté, Craïova, chef-lieu de la petite Valachie, Giourgewo, port sur le Danube le plus rapproché de Bucharest, Braïla, port le plus important de la province, Pitesti, Ploiesti, Rimnik, Bouzéo, Tirgo-Gioul, Tirgowitz, où, à ma grande surprise, j'ai vu le tombeau d'un ancien ministre de France, mort au commencement du dernier siècle, etc. Presque toutes sont en partie pavées, occupent une vaste surface où la largeur des places et des rues permet à l'air et à la lumière un accès des plus faciles.

Bucharest ou *Boucourechti*, à 77 mètres au-dessus du niveau de la mer, n'était qu'un petit village, il y a quatre cents ans, appartenant à *Bukor*, qui lui donna son nom. La plupart des Valaques veulent trouver l'origine de celui-ci dans le mot *boucouria, joie;* pour eux *Boucourechti* signifie ville de la joie.

Après Kimpo-Loungo, Kourté-d'Argiche et Tirgowitz, anciennes capitales, Bucharest est devenu la résidence des princes de Valachie, depuis le régne de Constantin Brankovano, en 1698.

Cette ville est traversée de l'Ouest à l'Est par la Dimbowitza qui, en 1844, eut la singulière fantaisie, abandonnant son ancien cours, de refuser ses eaux à la capitale. Un habile ingénieur français, M. Marsillon, ramena l'infidèle et fit même plus, car il établit des machines à vapeur pour prendre et filtrer son eau au centre de la ville et la distribuer ensuite dans tous les quartiers. Bon nombre de rivières ont eu, à ma connaissance, de semblables caprices, le Gioul entre autres, a changé sa direction dans le voisinage de Craïova, comme l'avait fait la Dimbowitza à Bucharest, laissant à la place de son ancien lit un large marais qui est devenu une nouvelle cause d'insalubrité ajoutée à tant d'autres.

Bucharest renferme une population de 85,000 habitans, presque tous Valaques, Grecs, Arméniens, Juifs et Bohémiens. Sa surface égale celle de Paris; elle renferme, il est vrai, des champs de blé et de maïs, et l'on peut y posséder, sans sortir de son enceinte de planches, maison de ville et maison de campagne. Elle se divise en cinq arrondissemens et comprend 86 paroisses, dites *mahalas*, portant chacune le nom de son église. Le milieu de la ville est occupé par le quartier marchand, dit la *Leipsikanie*, sorte de bazar où se vendaient autrefois les marchandises venues de la foire de Leipsik. De ce centre partent quatre rues principales qui se rendent aux quatre points cardinaux de la ville. Hors de là, ce ne sont plus que vastes cours et grands jardins renfermant des peupliers, des noyers, des cerisiers et surtout des acacias en grand nombre, où les maisons largement espacées, parées des couleurs les plus éclatantes et recouvertes d'une foule d'ornemens en fer blanc donnent à cette capitale une physionomie toute particulière.

Les rues, généralement larges, étaient autrefois pontonnées à la russe : de longs madriers en bois, plus ou moins arrondis, étaient placés en travers les uns des autres ; les eaux et les boues s'accumulaient au-dessous et au-dessus encore, donnaient lieu aux émanations les plus infectes ; souvent ces poutres étaient mal jointes, les voitures, pesant sur une de leurs extrémités, soulevaient l'autre, qui, tombant après dans la boue, éclaboussait les passans. D'autres fois, elles étaient séparées entr'elles par de grands intervalles, et le piéton, mal avisé, s'enfonçait dans le bourbier jusqu'à la ceinture. Grâce à l'administration du prince Grégoire Ghika, c'est-à-dire depuis une trentaine d'années, cet état de choses, insalubre et dangereux, a disparu. Les rues portent toujours le nom de *podou* ou *ponts*, mais elles sont assez convenablement pavées dans les principaux quartiers.

La ville est éclairée par une centaine de becs à l'huile et par sept à huit cents lanternes où brûle une chandelle toujours terne. Sept cents gardiens armés de bâtons veillent au repos de la nuit ; ils s'appellent *Tchiné-acolo, qui est là?* C'est leur cri de *Qui vive*, auquel il faut répondre : *Boun*, c'est-à-dire *homme bon.*

Deux *Fouichors dé foc* ont la même destination que les magnifiques tours de Galata et du Séraskier, à Constantinople : des hommes y veillent jour et nuit, chargés de jeter l'alarme dans la ville au premier indice d'un incendie qui, quelquefois, produit, malgré l'éloignement des habitations, les plus terribles ravages, témoin celui de 1847, dans lequel près de deux mille maisons furent consumées sous mes yeux.

Le matin, dans chaque quartier, un homme vient s'informer de l'état sanitaire, et crie en entrant dans les habitations : *Sanatos? Etes-vous bien portans?* Qui est le nom sous lequel on le désigne.

Si peu de capitales en Europe possèdent un aussi grand nombre d'équipages que Bucharest, où le luxe des attelages ne le cède qu'à celui des toilettes, il en est peu aussi qui soient d'une aussi grande insalubrité. C'est une ville pleine de boue ou de poussière, située sur un fond bas et marécageux, salie plutôt que nettoyée par la Dimbowitza, ainsi que le remarquait, il y a près de trente ans, le vicomte de Marcellus, dans ses *Souvenirs de l'Orient*. Les fumiers s'entassent dans les cours; le soleil les dessèche, le vent les emporte, ou bien s'ils gênent par trop, on les jette dans la rivière sans plus de façon. Je connais plusieurs boyards qui ont une vingtaine de chevaux au moins, des propriétés aux portes de la ville, des domestiques nombreux, le plus souvent inoccupés, et qui ne songent pas à utiliser, comme engrais, la paille pourrie des écuries, ou du moins à la faire transporter pour en débarrasser le voisinage de leurs habitations. L'habitude d'enterrer les morts autour de l'église de chaque paroisse, et dans des fosses qui ne sont point suffisamment profondes, donne lieu, pendant les fortes chaleurs de l'été, à des émanations dangereuses. Enfin, la décomposition des détritus de toute espèce, abandonnés dans les rues, et les miasmes dégagés par les marais, enfermés dans son enceinte, ajoutant aux causes d'insalubrité déjà signalées, font de Bucharest une ville des plus malsaines du monde.

La capitale de la Valachie, outre quelques centaines d'églises grecques, possède, comme Craïova et Tirgowitz, une église catholique, quelques temples protestans, juifs et arméniens, une trentaine de *khans* ou caravan-sérails, un théâtre italien, trois bains turcs et quelques hôpitaux sur lesquels nous reviendrons plus tard.

Les ruines du palais de Michel-le-Brave et la tour de Coltza, bâtie par les soldats de Charles XII, roi de Suède, sont les seuls monumens qui méritent de fixer un instant l'attention.

XIV.

Les Skaptsi. — Avant de quitter la capitale de la Valachie, cet immense labyrinthe aux limites indéfinies, aux rues sans nom, aux mahalas mystérieux, qui porte, peintes sur ses murailles, à l'intérieur, les mœurs asiatiques, à l'extérieur, les modes européennes, disons un mot d'une classe bien distincte de sa population.

L'auteur des *Soirées de Saint-Pétersbourg* comparant l'Église russe à un cadavre dont la putréfaction donne naissance à des milliers d'êtres immondes, faisait allusion aux nombreuses sectes schismatiques qui divisent l'empire de Russie et dont la plus curieuse, est, à notre point de vue sans contredit, celle dite des *Skaptsi*. Ceux-ci, Origénistes modernes, se mutilent en entrant dans la secte qui, malgré cette condition dure et honteuse, se maintient et se propage au moyen des fanatiques exhortations de ses infâmes sectaires appuyés de leurs grandes richesses et des nombreux sacrifices qu'ils font pour acquérir de nouveaux prosélytes. Les hommes et les femmes s'y soumettent volontairement à la castration, après avoir obtenu un enfant mâle; pratique basée sur divers passages des Ecritures-Saintes que je crois inutile de rapporter ici.

Les Skaptsi sont nombreux à Bucharest et à Iassy, où on les nomme *Lippovans*, par contraction sans doute du mot *Philippovans*. Il sont d'origine tartare, tous maquignons ou cochers de fiacre et très reconnaissables à la rareté de leur barbe, à leurs cheveux d'un blond cendré ordinairement, à leur figure plissée et d'une teinte jaune-paille, à leur voix aigüe et à la lenteur de leurs mouvemens. Poussés par un grand zèle religieux ils cherchent à enrôler sour leur bannière le plus grand nombre d'adhérens possible et ne se découragent pas dans leurs tentatives, malgré les fréquentes défections de ceux qui disparaissent, après avoir reçu la moitié de la somme promise à tout nouveau coréligionnaire.

Plusieurs cas d'hémorrhagie mortelle étant survenus chez des Valaques à la suite de la castration pratiquée par les Skaptsi, le gouvernement a défendu à cette secte de chercher désormais à faire des prosélytes dans le pays; aussi m'a-t-il été impossible d'assister à une de leurs opérations, car elles s'accomplissent maintenant au milieu du plus profond mystère. Voici pourtant ce que j'ai pu recueillir sur le procédé chirurgical employé dans cette circonstance :

Le néophyte est introduit dans une chambre; là, on lui applique sur les bourses un cataplasme chaud de bouse de vache; puis on le fait tourner rapidement sur lui-même, excité par les exhortations d'un prêtre qui lui crie sans cesse : *Attrape celui que tu poursuis*, jusqu'à ce qu'il tombe évanoui et anesthésié par ce genre d'exercice; on enlève alors le cataplasme, les bourses sont pendantes; on les lie et on les coupe avec des ciseaux au-dessous de la ligature. Les Skaptsi nombreux que j'ai visités n'avaient, en effet, ni testicules, ni scrotum. Après, on applique un onguent dont je n'ai pu connaître la composition.

Quel est le procédé opératoire employé sur les femmes? Je l'ignore. On leur ouvre le ventre, et cette opération, m'a-t-on dit, leur ôte la faculté de concevoir. S'agit-il ici de l'extirpation des ovaires? Cela n'est pas croyable; mais alors pourquoi la stérilité survient-elle? ou plutôt y a-t-il réellement chez elles inaptitude à concevoir après cette incision abdominale?

Malgré l'absence des testicules, malgré la haine et le mépris que les Skaptsi doivent vouer aux femmes, en entrant dans la secte, plusieurs d'entr'eux se sont présentés à moi pour être traités d'accidens primitifs et consécutifs de vérole. J'ai cité, entr'autres, dans un *Mémoire sur l'association des eaux minérales, soit entr'elles, soit avec différens médicamens*, l'exemple d'un Skaptsi que je ne pus guérir d'un vaste ulcère syphilitique que par l'influence simultanée des mercuriaux et des eaux sulfureuses, après l'avoir débarrassé préalablement des accidens aigus d'une blennorrhagie récente.

Y a-t-il un rapprochement à faire entre ces eunuques volontaires et les hommes atteints du Νουσος θηλεια, ou *maladie féminine*, appelés

Enarées chez les Scythes, *androgynes* par Hérodote, et *anandres* par le père de la médecine? Hérodote et Hippocrate, dans les temps anciens, Rosenbaum et Graff, de nos jours, ont émis différentes opinions sur cette affection, qui est tellement singulière, qu'Eusèbe de Salverte a pu dire, dans son *Traité des sciences ocultes :* « Le respect dû au génie d'Hippocrate a seul empêché qu'on ne le taxât de mensonge quand il parle d'une maladie à laquelle les Scythes sont sujets et qui les fait *devenir femmes.* » Comme confirmation du fait avancé par Hérodote et Hippocrate, on peut citer le passage où Jules Klaproth nous apprend qu'il a vu chez les Tatars Nogais des hommes qui perdent leur barbe, leur peau se ride, ils prennent l'aspect de vieilles femmes, et sont, comme chez les anciens Scythes, bannis du commerce des hommes. D'un autre côté, je trouve dans l'ouvrage de M. Lallemand, *sur les pertes séminales,* l'observation d'un jeune homme qui, à la suite d'un exercice forcé d'équitation, eut une constipation opiniâtre, des pertes séminales involontaires suivies d'une impuissance radicale; fait qui rappelle l'opinion d'Hippocrate sur la maladie féminine des Scythes, qui étaient toujours à cheval.

Comme coïncidence à noter entre les Scythes, les Tatars Nogais et les Skaptsi, nous voyons une même communauté d'origine; et, entre les premiers et les derniers, un semblable amour pour les chevaux, car le le nom de *Philippovans,* que portent ceux-ci, ne paraît en être que l'expresssion.

XV.

Exercice de la médecine. — Il existe à Bucharest une *commission médicale, commissia doftoritchéaska,* chargée d'examiner les diplômes des médecins nouvellement arrivés, et nul ne peut exercer dans le pays sans un certificat délivré par elle. Pour obtenir ce dernier, il faut subir une épreuve clinique. Les membres de cette commission, après avoir épluché minutieusement mon diplôme, me conduisirent auprès de deux malades de l'hôpital de Coltza; l'un avait un rhumatisme, le second une pneumonie à droite, qu'il me fut assez facile de reconnaître sans adresser de questions au malade, ce qui me parut faire, dans l'esprit de ces messieurs, assez d'honneur aux principes de l'Ecole de Paris. Dans la journée même, je reçus l'autorisation demandée, faveur insigne, car ces médecins-examinateurs sont dans l'habitude, dit-on, de renvoyer à six mois au moins, pour *insuffisance de connaissances*, tout docteur qui se présente pour *se fixer à Bucharest*, eût-il un diplôme délivré en Angleterre ou en France! Ce ne fut point le succès de mon épreuve, je dois me hâter de le dire, qui rendit ces juges si humains à mon égard; et mon titre de docteur, mes certificats d'interne des hôpitaux de Paris, ainsi que la protection du consul français, auquel j'avais été recommandé par notre ministre des affaires étrangères, auraient servi à peu de chose, si je n'étais entré déjà de fait, sinon de droit, dans la clientèle, grâce à la bienveillance et à l'amitié de quelques personnages influens.

On comptait, pour toute la Valachie, à la fin de l'année 1847, 45 docteurs en médecine, 11 maîtres et 20 patrons en chirurgie. Les uns et les autres ont les mêmes droits; seulement, on ne donne pas, aux simples patrons en chirurgie, l'autorisation d'exercer la médecine.

Bucharest avait alors deux médecins homœopathes; à Craïova, j'ai rencontré un docteur *in utroque* traitant homœopathiquement et allopathiquement au gré de ses malades. La médecine hydrothérapique n'a eu qu'une vogue de très courte durée.

On se borne, en général, dans ce pays, à faire la médecine à coups de lancette et de potions, sans système de traitement bien arrêté, et sans s'inquiéter le moins du monde des règles de la diététique. La puissance du régime y est complètement inconnue, ou laissée dans un profond oubli. On fait la guerre aux symptômes, jamais à la maladie; à l'apparition d'un phénomène nouveau, on fait venir un confrère de plus pour mettre à contribution *ses recettes*, en sorte qu'à la fin d'une affection aiguë d'une certaine durée, le malade a auprès de lui sept à huit médecins au moins.

Ces derniers sont presque tous Grecs ou Autrichiens et sortent des Universités allemandes. La bile et la constipation sont regardées comme les deux plus grands ennemis de la santé des boyards; elles sont le cauchemar des malades, le *delenda Carthago* des médecins : la crême de tartre, l'*aqua laxativa Viennensis* , le thé de Saint-Germain, etc., la médecine évacuante en un mot, triomphe sur toute la ligne; les vendeurs de pilules de Morisson font fortune; et les meilleurs praticiens sont ceux qui, à l'exemple des empiriques dont parle Fernel, ont soin de tenir leurs cliens *in æterna cacatione.*

La visite se paie un *icossard* (4 fr. 70 c.) et la consultation un ducat (11 fr. 85 c.). Le médecin ne sort qu'en voiture : il serait déshonoré s'il allait à pied ; pour peu qu'il soit occupé, il lui faut quatre chevaux, deux pour les visites du matin, deux pour celles du soir.

Les chirurgiens ne sont point en honneur dans ce pays ; ils sont regardés comme d'un mérite très inférieur à celui des médecins, aussi me donna-t-on le conseil, à mon arrivée, de garder mes instrumens de chirurgie au fond de ma malle et de ne les montrer que beaucoup plus tard. Rarement on a l'occasion de faire des opérations, les boyards ont pour elles la plus grande répugnance, et les malades des hôpitaux ont le droit de s'opposer, même aux plus simples, sans craindre leur expulsion des salles. J'ai trouvé à Craïova un ouvrier maçon, albanais d'origine, qui opère les cataractes par abaissement au moyen d'une tige métallique en fer de lance tout à fait semblable à l'aiguille de Celse. Il réussit assez souvent ses opérations pour chacune desquelles il se fait donner un ducat. Quant aux fractures, luxations, entorses, etc., c'est l'affaire des prières des popes et des manœuvres des rebouteurs. Ce sont les barbiers qui font la saignée ; ils la pratiquent avec la lancette à ressort ; une lanière de cuir sert de ligature avant l'ouverture de la veine ; celle-ci est fermée ensuite à l'aide d'un morceau de coton trempé dans l'huile et maintenu par un mouchoir. Ils posent aussi les sangsues et se servent de cornes de bœuf pour ventouses qu'ils appliquent avec une adresse sinon supérieure, du moins égale à celle de Provost, l'habile corneteur de l'hospice thermal à Bourbon-l'Archambault.

La commission médicale examine encore les diplômes des pharmaciens qui sont tenus de vendre les médicamens d'après la taxe et au poids de Vienne. Le nombre des pharmacies est fixé à 20 pour Bucharest. Je n'en ai pas vu plus d'une douzaine pour tout le reste de la principauté.

XVI.

SERVICE DE SANTÉ. — Dans chaque principauté un proto-medicus est à la tête du service médical.

On peut diviser les médecins payés par le gouvernement, et ils le sont tous, car j'étais le seul qui n'eût pas d'emploi, en trois catégories : ceux des villes, ceux des districts et ceux des quarantaines.

Médecins des villes. — Les arrondissemens de Bucharest, au nombre de cinq, ont chacun un médecin qui doit donner, par jour, deux heures de consultations gratuites, vacciner les enfans des pauvres et se rendre une fois par semaine sur les marchés, pour contrôler la qualité des subsistances.

Tous les quinze jours ces cinq médecins qui composent la *Commission générale*, doivent se réunir, sous la présidence de l'un d'eux, choisi à tour de rôle, pour adresser un rapport sur les maladies régnantes et proposer les mesures hygiéniques à prendre.

La commission inspecte, deux fois par an, les pharmacies de la ville, et se rend une fois par mois, à l'improviste, dans tous les hôpitaux. La ville de Bucharest a, de plus, deux chirurgiens, dont un opérateur et l'autre accoucheur ; un dentiste et un vétérinaire chargé de l'inspection des abattoirs.

Les villes de Craïova et de Braïla ont également, chacune, un médecin payé aux frais de la commune.

Médecins de districts. — Les médecins de district sont au nombre de 17 ; il en existe un dans chaque chef-lieu de département. Sa mission consiste à s'occuper des questions d'épidémie, de médecine légale et à vacciner gratuitement les enfans des paysans.

Le médecin français, chargé de rédiger la partie médicale du *Voyage* de M. Anatole de Demidoff, a consacré quelques lignes aux provinces danubiennes, et a écrit le passage suivant, qui concerne les médecins de district de la Moldo-Valachie et de la Russie méridionale : « Ces médecins, qui sont tenus de faire régulièrement leurs visites dans les villages, remplacent parfaitement bien, sous le rapport médical, nos établissemens philanthropiques de Paris. Il serait à désirer qu'une semblable institution existât en France ; on ne verrait pas un si grand nombre de malheureux succomber dans les campagnes, faute de secours. » (*Voyage dans la Russie méridionale*, t. II, p. 36.)

Cet éloge de l'institution des médecins de département n'est nullement fondé, au moins pour ce qui regarde la Valachie, puisque c'est d'elle que nous parlons maintenant. En effet, chaque district possède, en moyenne, près de 400 villages et a plus de 225 lieues en surface carrée; le département de Méhédintzi a un diamètre de 45 lieues, et celui de Braïla, le plus petit de tous par son étendue territoriale, offre encore 30 lieues de largeur. Il est donc physiquement impossible que les paysans reçoivent, dans le cours de leurs maladies, les soins médicaux qu'on leur donne si généreusement *sur le papier*. Quand le villageois est malade, il n'a pour tout secours que l'eau et les prières de ses popes, médication tout à fait analogue à la *tisane de Coran* des adeptes de Mahomet. Cette institution russe, dont on exalte si haut les mérites, est de tout point comparable aux villages fantastiques que Potemkin disséminait sur la route parcourue par Catherine, dans son voyage en Crimée. Présentée comme elle l'est, dans l'ouvrage de M. Demidoff, elle est magnifique, mais elle perd beaucoup à être vue de près.

Les médecins de district doivent, chaque année, parcourir toutes les communes, ou au moins la moitié des communes, de leur département pour vacciner les habitans des villages. Un garçon barbier les aide dans cette opération, un gendarme les accompagne. Voici le procédé opératoire tel qu'on le pratique dans toute la principauté : On fait au bras trois ou quatre incisions parallèles de 8 à 10 millimètres d'étendue, et qui intéressent presque toute l'épaisseur du derme; on porte ensuite dans chaque incision le vaccin au moyen d'un instrument en os, dont l'extrémité chargée du virus, a la forme d'un fer de lance. Là, on tourne et retourne plusieurs fois celle-ci dans chaque plaie, au point qu'il en résulte après des inflammations épouvantables, des érysipèles étendus, à la grande satisfaction de l'opérateur et de l'opéré, qui mesurent la puissance de la vaccine à la violence des désordres inflammatoires.

L'instrument dans lequel on conserve le vaccin ressemble tout à fait à notre porte-nitrate ; seulement le bout de lancette en os, chargé du virus, y remplace le crayon d'azotate d'argent. Le médecin doit avoir un grand nombre de ces étuis.

Les paysans ont la plus grande répugnance pour la vaccine. Quand ils sont prévenus de l'arrivée de l'opérateur, ils vont se cacher dans les bois, les étangs, ou donnent, pour n'être pas inquiétés, une petite pièce d'argent au gendarme chargé du recrutement des sujets à vacciner. Souvent cette opération n'a pas lieu, le médecin ne paraissant même pas dans le village, ce qui ne l'empêche pas d'adresser au proto-médicus des états de vaccination, certifiés par les maires des communes. D'autres fois, la vaccine ne prend pas, et personne n'étant chargé de la constater, on ne songe pas à une revaccination ; aussi voit-on des individus que l'on croyait préservés par la vaccine, être atteints de variole. C'est ainsi qu'en 1846, dans la petite ville d'Islaz, quinze personnes prétendues vaccinées *succombèrent* à cette maladie !

Voici le tableau officiel de vaccinations que le proto-médicus a bien voulu me communiquer :

	Personnes vaccinées.		*Id.*
En 1840, il y a eu à Bucharest,	1,811 ;	dans les districts,	29,787
En 1841, —	1,514 ;	—	24,921
En 1842, —	1,279 ;	—	16,819
En 1843, —	1,139 ;	—	21,773

Il serait facile de faire rendre de meilleurs fruits à cette institution, qui est maintenant à peu près illusoire. Pour cela, le garçon barbier devrait précéder le médecin de six à sept jours dans sa tournée ; il vaccinerait dans chaque village ; le médecin viendrait après, examinerait les personnes vaccinées, revaccinerait celles qui ne présenteraient pas des boutons caractéristiques, et renouvellerait incessamment sa provision de virus-vaccin. Inutile de dire qu'il faudrait adopter un procédé opératoire beaucoup plus civilisé que celui introduit par les patrons autrichiens.

Médecins et service des quarantaines. — L'article 180 du règlement organique, code politique et administratif des provinces danubiennes, a établi sur toute la rive gauche du Danube un cordon sanitaire permanent qui se compose :

1° De deux grands établissemens quarantenaires, *Giourgewo* et *Braïla*, qui reçoivent des envois considérables de marchandises et de voyageurs.

2° De six établissemens de second ordre, *Tourno-Séverin, Tchernetz, Calafat, Zimnitza, Olténitza* et *Calarasch.*

On y reçoit des voyageurs et de petits envois de marchandises.

3° Enfin, de trois bureaux d'échange à *Isvorélé, Béket* et *Goura-Yalomitcy*, destinés à faciliter les échanges journaliers entre les habitans des deux rives.

Les établissemens du premier et du second ordre ont seuls des médecins; ceux-ci, comme ceux des districts, sont nommés par le proto-médicus.

La durée des quarantaines, pour les voyageurs, est de quatre jours, en temps ordinaire; de huit, si la peste est au-delà des Balkans; de seize, si elle est en deçà.

Pour les marchandises, elle est nulle pour les caviars, les huiles, les citrons, etc.; elle est de 16 jours pour les étoffes et tissus; de 24 pour les pelleteries; de 42 pour les balles de laine et de coton.

L'établissement quarantenaire qui m'a paru le plus important sur le Danube est celui de Galatz, en Moldavie; il laisse beaucoup moins à désirer que ceux de la Valachie; il renferme 32 chambres, dont 8 sont assez bien meublées. Celui de Braïla est très étendu, c'est tout ce qu'on peut en dire.

Le *comité des quarantaines* se compose d'un inspecteur choisi par le prince, de concert avec le consul de Russie, d'un vice-inspecteur et du proto-médicus.

Pour assurer le service des quarantaines, sur une étendue de 150 heures, il existe sur les bords du Danube 217 piquets. Chaque piquet est composé de 2 soldats de la milice et de 6 gardes-frontières, fournis par les villages riverains.

La Russie a fondé cette institution dans un but plutôt politique que sanitaire et saisit toutes les occasions d'en exalter outre mesure les bienfaits. Ainsi, en 1839, elle a donné à quelques cas isolés de peste, en Bulgarie, la proportion d'une épidémie : à l'entendre la Valachie n'a dû son salut, à cette époque, qu'à l'existence du cordon sanitaire. La vérité est, d'après le récit d'un agent diplomatique en mission pour son gouvernement sur la rive droite du fleuve, que cette maladie y était alors à peu près complètement inconnue. Depuis que les principautés jouissent des *douceurs du protectorat russe*, les paysans moldo-valaques se sont toujours empressés, quand ils l'ont pu, de se réfugier sur les terres du Sultan, fait avoué maladroitement par les Russes eux-mêmes : « Cette institution, dit en effet un de leurs officiers, assure l'accroissement de la population et met un terme aux émigrations désastreuses durant lesquelles on voyait *tout un peuple* délaisser ses foyers. » (*De l'administration provisoire russe en Valachie*, par le colonel de Grammont, p. 49.) L'établissement du cordon sanitaire a donc eu pour but principal de conjurer les effets de cette fièvre qui menaçait la Moldo-Valachie d'une dépopulation complète. Le fait suivant vient encore à l'appui de cette opinion. Dans l'origine de cette institution les paysans gardes-frontières étaient choisis, dans les villages, parmi les jeunes gens ; mais ceux-ci avaient à peine mis le pied dans le poste, qu'heureux d'avoir à leur disposition un moyen facile d'évasion, ils s'emparaient de la barque du piquet et passaient en masse sur la rive turque entraînant avec eux les soldats eux-mêmes. Depuis lors la garde du Danube n'est confiée qu'à des hommes mariés dont les tentatives d'émigration sont moins à craindre, retenus qu'ils sont dans leur pays par les liens étroits de la famille.

Je terminerai ce passage par une remarque qui m'a été faite bien souvent et dont j'ai pu vérifier la justesse ; c'est qu'en général on trouve plus d'instruction parmi les médecins des districts et des quarantaines que parmi les autres membres du corps médical de la principauté. Ce fait, dont je ne veux pas chercher à donner ici l'explication, n'est point absolu, il présente quelques exceptions : ainsi j'ai vu un médecin grec occupant un des postes les plus importans de la province, qui s'était fait couper les tendons de l'extenseur propre et de l'extenseur commun de l'indicateur par un vétérinaire, pour une bride fibreuse de l'aponévrose palmaire, et comme cette opération n'avait pas réussi selon ses désirs, il demandait cette fois, la section des fléchisseurs jusqu'à l'os !

Hôpitaux. — Bucharest compte trois hôpitaux civils dans ses murs, qui sont : l'hôpital de *Coltza,* de la *Philantropie,* de *Brancovano ;* ils renferment de 60 à 80 lits et ont chacun un médecin et un barbier. Il existe de plus un hospice dit des *Enfans-Trouvés* ou de la *Maternité.* En outre, on trouve encore dans le voisinage de cette ville deux autres hôpitaux civils qui portent le nom de *Pantéleïmon* et de *Marcoutza.* Ce dernier est destiné à l'aliénation mentale. Les fous s'y trouvent confondus pêle-mêle, hommes et femmes, enfans et vieillards, dans un état voisin d'une nudité complète et croupissant dans une saleté impossible à décrire. Le fouet résume à lui seul tout le système de traitement employé pour la guérison de ces malheureux. J'ai vu à Kimpo-Loungo une jeune femme aliénée, appartenant à une famille riche, enchaînée au pied d'un arbre, la nuit comme le jour, exposée à toutes les injures de l'air, aux regards et aux railleries des passans. A ce spectacle émouvant, personne n'était touché de pitié : on trouvait cela tout naturel, et pas une parole d'indignation ne sortait de la bouche de ces boyards, qui se croient pourtant très avancés en civilisation, parce qu'ils lisent nos romans, chantent la musique italienne et se tiennent parfaitement au courant des modes de Paris. Les grandes familles enferment leurs fous dans les monastères, où il m'a été permis d'en voir quelques-uns.

L'établissement de *Doudechti,* à quelques lieues de Bucharest, était autrefois destiné aux pestiférés.

Presque toutes les villes possèdent des hôpitaux civils; mais la plupart sont fermés et les fonds détournés de leur destination. Ceux qui sont ouverts présentent l'aspect le plus déplorable; dans plusieurs d'entre eux, la charpie et les compresses y sont considérées comme un objet de luxe et remplacées par le foin, les feuilles de bardane et de lierre, etc.

Médecins militaires. — Outre ces médecins civils de ville, de districts, de quarantaines et d'hôpitaux, auxquels il faut en joindre encore quelques autres pour le service des prisons et des salines, la principauté a, de plus, un médecin inspecteur du service de santé militaire et trois médecins de régiment attachés aux hôpitaux de la milice à Bucharest, Craïova et Braïla. Les hôpitaux de Giourgewo, Calarasch et Tourno-Sévérin, destinés aussi à la troupe, sont desservis par les médecins de quarantaine.

Il n'est pas toujours très facile de pouvoir pénétrer dans les établissemens hospitaliers moldo-valaques ; en voici une preuve à l'appui : Un médecin militaire, dont je tairai le nom, m'avait enfin, après bien des lenteurs, donné rendez-vous à son hôpital pour l'heure de la visite. A mon arrivée, un factionnaire me barre le passage; je m'adresse à l'officier, chef du poste, qui se met obligeamment à mon service, et veut m'accompagner dans les salles ; mais quel n'est pas mon étonnement en entendant la sentinelle, placée sur le seuil de la porte, *défendre à son chef de poste* d'avancer et de me laisser entrer! Je ne pouvais tenir compte d'une consigne aussi odieuse, dont personne, j'en étais convaincu, n'oserait prendre la responsabilié ; aussi je passai outre et parcourus seul les chambres des malades. *La visite était finie depuis deux heures!*

Écoles et littérature médicales. — Il y avait autrefois à l'hôpital de Coltza une école d'anatomie et de petite chirurgie, destinée aux barbiers ou garçons chirurgiens. Un jeune Valaque, M. le docteur Cresciulesco, issu d'une grande maison de boyards, a secoué les préjugés de son pays et de sa famille, et n'a pas cru déroger en étudiant la médecine ; il est le premier et le seul qui ait eu ce courage ; gloire lui en soit rendue ! A peine reçu docteur à Paris, il s'est mis à l'œuvre, et a publié en langue romane un *Manuel d'anatomie descriptive* (1), calqué, comme il le dit lui-même dans sa préface, sur les ouvrages de Lauth et du professeur Cruveilhier. Ce livre, le seul qui ait paru jusqu'à ce jour dans ce pays, sur les sciences médicales, avait été composé pour faciliter les études anatomiques des élèves de Coltza. Malheureusement, notre jeune et intelligent confrère n'a pas été secondé ; car le gouvernement s'est opposé à l'ouverture des cadavres. Ce qui est permis à Constantiople n'est point toléré à Bucharest ; *on ne dissèque pas en Valachie*, fut la réponse qu'on me donna, quand, par l'intervention officieuse de notre consul général, je demandais à faire quelques autopsies pour compléter l'histoire de cette cruelle maladie qui amène fatalement, au bout de trois ou quatre ans, la mort des condamnés au séjour continu des salines.

L'hospice de la Maternité a une école pour les sage-femmes. J'ai assisté à des examens subis par celles-ci au milieu de la plus grande solennité. Entre autres pratiques recommandées par le professeur, et qu'il a, du reste, employées à ma connaissance, il en est une que je citerai pour donner une idée de son enseignement. Elle consiste à placer, pendant le travail de l'accouchement, l'avant-bras sur le ventre de la femme au-dessus de l'utérus, et à peser là de tout le poids de son corps dans l'intervalle des contractions, pour empêcher l'ascension de la matrice et de son contenu. Grâce à ce moyen ingénieux, l'enfant ne perd pas de terrain, dit le professeur, et l'accouchement se fait alors beaucoup plus vite ! *Ab uno disce omnes.*

Le chiffre des appointemens pour les médecins varie entre cinq mille et quinze cents francs, qui est le prix de rétribution des emplois les plus modestes. Il est assez élevé ; mais, d'un autre côté, la clientèle ne rapporte absolument rien, dans l'immense majorité des cas. A Bucharest, où se trouvent beaucoup d'étrangers et un assez grand nombre de consuls, les boyards paient assez souvent leur médecin, plutôt par

(1) *Manoual dé Anatomié descriptiva*, dé Kreschouleskou. Boucoureschti, 1843.

ostentation que par reconnaissance. Hors de là, et dans toutes les villes de la principauté, les soins médicaux ne reçoivent aucune espèce de rémunération de la part des malades. Aussi l'institution des médecins de district a-t-elle été créée et mise au monde plutôt dans l'intérêt des boyards, qui, sans elle, seraient privés de tout secours, que dans celui des paysans, auxquels elle ne saurait rendre le plus petit service, en cas de maladie, malgré l'assertion contraire que nous avons extraite du *Voyage dans la Russie méridionale.*

XVII.

TABLEAUX DU CHIFFRE DES NAISSSANCES, DES MALADIES ET DES DÉCÈS. — Grâce à l'institution des *sanatos*, on peut avoir, chaque année, le chiffre exact de la mortalité et des cas de maladie pour la ville de Bucharest. Voici quelques tableaux officiels que j'ai pu obtenir pour les dernières années qui ont précédé mon arrivée en Valachie. Ils font connaître le mouvement de la population dans la capitale, qui, comme nous l'avons dit, possède 85,000 habitans :

Années	1840.	1841.	1842.	1843.
Cas de maladie.	44,581	42,066	39,220	37,358
Décès.	3,669	3,773	3,091	3,410
Guérisons.	40,361	37,514	35,322	33,313
Restant en traitement.	551	779	737	635
Naissances déclarées. .	2,376	2,719	2,685	2,606

Ce dernier tableau renferme des chiffres beaucoup au-dessous de la vérité, car, très souvent, les boyards, les Juifs, les Arméniens et les Bohémiens ne déclarent point la naissance de leurs enfans.

On connaît également, pour les districts, le nombre exact des cas de décès et de maladie, chaque village étant obligé d'envoyer, le dimanche, au chef-lieu d'arrondissement, un cavalier chargé d'un rapport qui fait connaître tout ce qui est arrivé dans la semaine écoulée comme procès, maladies, mortalité, épizootie, incendie, etc.

On a eu ainsi pour toute la principauté, à l'exception de Bucharest, par conséquent sur une population de près de 2,000,000 d'habitans :

	Années 1840.	1841.	1842.	1843.
Cas de maladie.	56,214	55,873	53,451	75,491
Décès.	29,258	30,791	29,778	29,448
Guérison.	24,745	23,159	21,765	29,019
Restant en traitement.	2,211	1,923	1,908	2,024
Naissances déclarées. .	28,694	39,198	30,475	30,847

Les paysans ne déclarent que les cas graves de maladies, et ne reçoivent jamais les bienfaits d'aucun secours médical; c'est ce qui explique la grande élévation du chiffre de la mortalité.

Le tableau des naissances est ici très exact.

Voici un document statistique assez intéressant sur le mouvement de la population moldave, pour l'année 1840 :

Pour les chrétiens :

	Naissances.			Mariages.	Décés.		
Orthodoxes.	21,867	sexe mas.	11,796	7,963	13,285	sexe mas.	7,243.
		sexe fém.	10,071			sexe fém.	6,042.
Catholiques.	1,838	sexe mas.	963	310	1,329	sexe mas.	697.
		sexe fém.	875			sexe fém.	632.
Arméniens. .	155	sexe mas.	78	66	121	sexe mas.	70.
		sexe fém.	77			sexe fém.	51.
Juifs.........	1,011	sexe mas.	571	360	632	sexe mas.	363.
		sexe fém.	440			sexe fém.	269.

Ce tableau nous donne 24,871 naissances, 8,899 mariages et 15,367 décès pendant le cours d'une année, sur une population de 1,200,000 habitans.

XVIII.

Maladies. — L'étude des maladies de l'enfance ne m'a présenté rien de bien intéressant à noter. Les convulsions, *boala copülor*, *maladie des enfans*, m'ont paru cependant plus fréquentes que dans d'autres pays. Des scarifications nombreuses, tout le long du rachis, sont un moyen assez souvent employé dans ce cas. Pendant les fortes chaleurs de l'été, et spécialement dans les pays où les vents, arrêtés par les hauteurs, ne balaient point les couches inférieures de l'atmosphère saturées d'effluves marécageuses, une maladie caractérisée par des frissons irréguliers, de la fièvre, de la diarrhée et des vomissemens parfois, se termine assez souvent d'une manière fatale, sur des enfans d'un à quatre ou cinq ans. Cette affection, indépendante des accidens de la dentition, me paraît être le résultat d'une sorte d'empoisonnement miasmatique. J'ai consigné, dans mon *Rapport sur la suette et le choléra de Sézanne*, où j'avais été envoyé en mission par le gouvernement, que l'épidémie observée presque chaque année, dans cette ville de la Champagne, au commencement du mois de septembre, et qui emporte beaucoup de sujets en bas âge, devait reconnaître à peu près la même cause.

Un ducat sous la calotte des enfans; de la terre glaise prise sous le soulier et placée sur le front; un ruban bleu autour du cou, couleur également en honneur chez les Turcs, en ce cas, sont les moyens employés par les mères pour détruire l'influence du *nazar*, ou *cattivo occhio*, si souvent invoqué, dans ces contrées, comme influence étiologique.

La chloro-anémie, les palpitations nerveuses, maladie du cœur des étudians, sont assez rares. On les traite par les saignées, les purgatifs à outrance et les cautères au pois qui ne sauraient les guérir. Là, comme ailleurs, le fer et la digitale en font, au contraire, promptement justice.

Les endémo-épidémies des pays chauds et marécageux, les fièvres bilieuses, les dysenteries sont extrêmement fréquentes.

Les cas de rhumatisme aigu, que les habitations humides et les froids de la nuit rendent nombreux, sont soumis aux saignées et aux évacuans. Les calmans ne sont jamais associés à cette médication, car l'usage de l'opium, le plus important d'entre eux, est proscrit dans presque toutes les maladies. On ne l'adresse qu'à l'élément inflammatoire; on néglige l'élément nerveux; aussi les rhumatismes erratiques des enveloppes du cœur et du cerveau, les métastases, en un mot, s'y observent-elles beaucoup plus fréquemment qu'ailleurs. La poudre de Dower, additionnée de 1/10me de feuilles de digitale pulvérisées, m'a toujours paru le meilleur moyen à employer, pour prévenir ces accidens, chez les individus traités exclusivement, jusque-là, par les évacuations sanguines et les purgatifs. Contre les douleurs rhumatismales légères on emploie des frictions avec une flanelle imprégnée de vapeurs d'ambre brûlé, ou bien l'on se rend au bain turc, excellente ressource dans une foule de maladies, mais en général beaucoup trop négligée. Le rhumatisme chronique, les endo-péricardites rhumatismales, considérées presque toujours comme le résultat d'un principe hémorrhoïdal sont encore voués à la médecine stercoraire ; on fait alors grand usage des eaux purgatives salines, de l'eau de Marienbad, entr'autres, bien connue des hémorrhoïdaires par ses vertus spéciales.

Les hémorrhoïdes, très fréquentes, il est vrai, dans tout le Levant, où elles sont la conséquence de la vie de divan, habituelle à ces peuples, jouent un très grand rôle dans la pathogénie orientale, rôle, il faut bien le reconnaître aussi, beaucoup trop étendu et hors de toute proportion avec l'importance bornée de cette maladie. Ainsi, le mot *hémorrhoïdes* est à lui seul, dans ces pays, un argument, de sa nature invincible, quand un malade demande la solution d'un problème pathologique un peu embarrassant. Comme ses aînés ou ses contemporains de l'Occident, *âcretés*, *obstructions*, *vapeurs*, *nerfs*, *irritation*, etc., il est d'un merveilleux secours dans les cas difficiles et fait toujours très belle figure, car il tranquillise l'esprit de celui qui le donne et ferme la bouche à celui qui l'entend. Plus heureux que nous, nos confrères orientaux sont en possession du *mauvais œil* et des *hémorrhoïdes*, mots magiques qui font disparaître tout embarras quand il s'agit de trouver la cause ou d'expliquer la nature d'une maladie. On rencontre chaque jour des engorgemens du foie et de la rate, suite des fièvres intermittentes longtemps prolongées ; on les traite par les sels et les eaux de Carlsbad, si utiles dans les affections des hypochondres.

Les maladies de la peau, les éruptions furonculeuses s'observent fréquemment, ainsi que les dartres qui sont surtout communes parmi la population juive.

L'impuissance est précoce, et les rétrécissemens de l'urètre nombreux. Le traitement de ceux-ci, par la dilatation, occasionne souvent une violente fièvre d'accès urétrale, qui oblige de le suspendre. La gravelle et les calculs sont assez rares.

Les vieillards succombent presque tous à des attaques d'apoplexie ou à de vieilles affections du cœur d'origine rhumatismale ou aux hydropisies consécutives aux hypertrophies du foie et de la rate, résultant elles-mêmes des fièvres intermittentes d'une longue durée.

En terminant, on peut dire d'une manière générale que les maladies aiguës de la plèvre et du poumon sont rares, et que les affections sous-diaphragmatiques aiguës ou chroniques sont celles qu'on est le plus souvent à même d'observer.

L'établissement de la puberté se fait de bonne heure chez les filles. La chlorose et les variétés nombreuses d'aménorrhée et de dysménorrhée sont des maladies très rares chez elles, grâce à la facilité et à la précocité des rapports sexuels, ainsi qu'à l'absence des fatigues et des conditions insalubres au milieu desquelles vivent beaucoup d'ouvrières de nos grandes villes surtout. Les occupations imposées en Valachie aux jeunes personnes, ne sont point très pénibles. Toute leur tâche se réduit à chercher à plaire. A quel travail, en effet, pourraient se livrer les filles dans un pays, où, tout genre d'industrie étant inconnu, les Juifs sont *couturières*, et où les fonctions de *faiseurs de corsets*, de *tailleurs de robes*, etc., sont usurpées par des hommes?

La constipation est habituelle chez les femmes, pour qui, notons-le en passant, les bienfaits de la seringue classique sont complètement inconnus.

L'hystérie, les leucorrhées, les ulcérations du col utérin sont fréquentes, et les exemples de cancer au sein et de la matrice ne sont pas très rares.

Une maladie que l'on observe souvent et que j'ai même vue régner à l'état épidémique, en avril 1846 (épidémie dont je communiquerai plus tard la relation), c'est l'ovarite simple ou blennorrhagique, avec complication fréquente de névralgie; un épiploon de mouton trempé dans l'huile chaude est alors, comme dans des cas analogues, assez fréquemment employé en application sur les parois abdominales.

Les avortemens sont provoqués sans scrupule, et les accouchemens qu'on a la prétention de hâter par de grandes doses de cannelle et par l'absurde pratique que nous avons vu recommander et mettre en usage par le professeur de la Maternité sont, en général, heureux; ils ne réclament que très rarement l'intervention de l'art. Néanmoins, ils sont assez souvent suivis de prolapsus utérin, résultat de manœuvres irrationnelles.

L'enfant est lié et garrotté pendant la première année et n'a la liberté d'aucun de ses mouvemens. La poudre de café recouvre la plaie qui succède à la chute du cordon. L'arrière-faix a été enterré.

L'infanticide, si rare en Orient parmi toute la population musulmane, ne l'est point en Valachie, et, sous ce rapport, l'on peut dire, si j'en crois les renseignemens qui m'ont été fournis, que bien des mystères sont ensevelis dans les eaux des étangs et des rivières placés dans le voisinage de certains établissemens.

Les fonctions de nourrice, dans les maisons de boyards, sont, en général, dévolues à des Bohémiennes. Les mères qui ne veulent point allaiter leur enfant, et elles sont nombreuses, sont toutes dans l'habitude de lui présenter néanmoins le sein pendant une quarantaine de jours. Au bout de ce temps, elles prennent l'*arcanum duplicatum*, regardé encore par les médecins du pays comme la panacée antilaiteuse par excellence.

Les paysans des plaines riveraines et centrales du Danube sont spécialement exposés aux endémo-épidémies communes dans les pays chauds et palustres, et déterminées par deux élémens bien distincts : les miasmes des marais d'un côté, et les influences mêmes du climat d'autre part. Les habitans des vallées étroites et profondes des montagnes présentent très fréquemment l'hypertrophie endémique du corps thyroïde. A l'exception de ces deux maladies, qui seront chacune l'objet d'un article spécial, on ne connaît pas du tout quelles sont les affections plus particulières aux habitans des campagnes, car il est impossible d'obtenir des renseignemens sur ce sujet, et pourtant ce serait là une étude des plus importantes à faire. On sait seulement que les hernies sont fréquentes parmi eux, et que les cas de syphilis y sont également très nombreux, comme du reste dans toutes les autres classes de la société, ainsi que nous le verrons plus loin.

Pendant la saison rigoureuse, les exemples de congélation du nez, des oreilles, des joues, des extrémités des membres ne sont pas très rares. Des frictions avec des boules de neige d'abord, et plus tard avec de la graisse d'oie, qui prévient, dit-on, les gerçures et les flétrissures de la peau, sont les moyens habituellement employés dans ces cas. Dans une chasse aux loups faite sur la fin de l'hiver, j'ai pu voir, sur une collection de sept à huit cents paysans réunis pour la battue, quelques cas de cette ophthalmie, particulière aux pays froids, et produite par l'éclat de la neige. Celle-ci produit, quelquefois encore, des inflammations oculaires, mais par un mécanisme qui diffère du précédent : c'est lorsque, emporté dans un traîneau pour une longue course, le voyageur n'a pas eu le soin de se munir d'un garde-vue pour protéger ses yeux contre les épais nuages d'une poussière neigeuse, fine et compacte, soulevée par le vent et les pieds des chevaux.

On sait que la rage est très rare en Orient; on a écrit même que Constantinople jouissait sous ce rapport d'une immunité complète, malgré le nombre prodigieux des chiens qui encombrent ses rues. Cette assertion n'est point parfaitement exacte, si j'en crois les renseignemens qu'a bien voulu me fournir M. B... X..., qui habite le Levant depuis une trentaine d'années, et y représente aujourd'hui son Gouvernement, en qualité d'ambassadeur. J'ai appris, en effet, de lui que, de temps en temps, on signalait des cas d'hydrophobie dans cette capitale. En Valachie les exemples en sont beaucoup plus fréquens. Au mois de septembre 1846, dix-sept personnes, d'une seule commune, furent mordues par des loups enragés ; le proto-médicus prévenu se rendit sur les lieux; il manda incontinent le chef d'une famille qui prétend posséder un remède souverain contre cette affection, et jouit, à ce titre, de certains priviléges. Cet homme déclara que son spécifique n'avait d'action que contre la maladie confirmée ; il fallut attendre. Au bout de vingt à vingt-cinq jours, des symptômes de rage se déclarèrent sur plusieurs de ces individus, le médicament fut employé, mais hélas sans succès ; car tous ceux qui avaient été mordus succombèrent ! J'ai recueilli, dans mes courses, plusieurs exemples d'hydrophobie qui se seraient montrés sur divers points de la province, et le médecin de la ville de Craïova m'a affirmé que les cas de cette maladie, sur des chiens, n'étaient pas très rares dans la petite Valachie.

Les prêtres sont assez souvent appelés par les paysans pour le traitement de la rage ; ils déchirent avec les ongles, et accompagnement de force prières, les prétendues *vésicules lyssiques* développées sous la langue.

Pour prévenir autant que possible le développement et les dangers de l'hydrophobie, des Bohémiens sont chargés de détruire les chiens errans, pendant les chaleurs de l'été. Ils se nomment *Inguiéri*, et parcourent les rues de Bucharest et des principales villes, marchant deux à deux, à une certaine distance l'un de l'autre. Celui qui est devant tient à la main un gros bâton, et traîne quelquefois un animal tué la veille, comme cela se pratique en Crimée. Bientôt, les chiens arrivent en hurlant ; quand ils s'avancent trop, ils sont saisis à l'aine par le second Bohémien, qui, se tenant en arrière est armé d'un crochet de chiffonnier, puis, ils sont bientôt assommés par la massue du premier.

Après avoir jeté un coup d'œil très rapide sur les maladies propres aux différens âges, au sexe, ou climat, etc., voyons ce que l'étude de l'alimentation va nous fournir d'intéressant à noter, au point de vue de la pathologie, dans les pays qui sont maintenant l'objet de nos investigations.

On a reproché au maïs, base exclusive du régime alimentaire moldo-valaque, de causer la diarrhée, les dysenteries, les engorgemens abdominaux, de diminuer les forces musculaires, etc. Tous ces états pathologiques s'observent, il est vrai, dans les principautés, mais se rencontrent aussi dans toutes les autres contrées marécageuses ; ils sont le résultat du séjour dans un pays chaud et palustre, et non l'effet du genre d'alimentation généralement adopté. On accuse encore le maïs de produire la pellagre ; voyons si ce reproche est fondé : mais avant, examinons un instant si l'usage du blé de Turquie prévient l'épilepsie, ainsi que l'ont avancé certains auteurs.

« On croit que l'emploi du maïs, disent Mérat et De Lens, empêche l'épilepsie et qu'il en éloigne les accès chez ceux qui en sont atteints dans les provinces de France où l'on s'en nourrit (*Dict. de thérap. et de mat. méd.*, t. 6, p. 985). » Je ne sais jusqu'à quel point on pourrait justifier cette assertion pour notre pays, toujours est-il que, dans les principautés, où l'usage du maïs forme la base de l'alimentation, cette maladie est très fréquente, et c'est dans le but de s'en préserver que les paysans valaques se livrent, les sept jeudis qui suivent la fête de Pâques, à *un travail pieux*, tel que : creusement de puits sur les routes, établissement de fontaines publiques, transport gratuit de matériaux pour la construction d'une église, etc., et se garderaient bien de travailler pour eux ces jours là. On confond cette affection avec les convulsions de l'enfance, aussi lui donne-t-on souvent le nom de *boala copülor*, *maladie des enfans*. Ceux qui en sont atteints sont aussi appelés : *talouat dé iélé*, *possédés par elles*, c'est-à-dire par les fées. Toutes les années, pendant les six semaines qui suivent Pâques, des troupes nombreuses de *kaloucharis*, qui, au dire des Roumains, sont un souvenir des prêtres saliens, parcourent les villes et les villages, se livrant à des danses guerrières, les hommes armés d'épieux, les femmes de couteaux. Ces bateleurs prétendent guérir les individus atteints du mal caduc, en les faisant danser et tourner avec eux. En 1846, à Craïova, une de ces bandes voulant guérir un épileptique, l'a tellement secoué et fatigué pour *chasser les fées* de son corps, que ce malheureux a succombé dans les vingt-quatre heures.

En voilà suffisamment, je crois, pour prouver que l'épilepsie n'est point inconnue dans les provinces à maïs. Passons à la pellagre.

Je me trouvais en Valachie quand parurent les premiers travaux de M. Théophile Roussel, sur l'usage du maïs considéré comme cause de la pellagre. Placé sur un terrain favorable pour étudier la valeur de cette étiologie, je commençai immédiatement mes recherches.

La pellagre, maladie nouvelle chez nous, où elle n'est connue que depuis 1818, commune dans les Asturies et la Lombardie depuis un siècle environ, ne s'est montrée dans ces différens pays qu'à la suite de l'introduction de l'usage du maïs comme base de l'alimentation. C'est là un fait généralement adopté ; aussi la plupart des médecins espagnols, italiens et français ont-ils regardé l'usage alimentaire du blé de Turquie comme la cause du développement de la pellagre. Ce n'est pas seulement dans les provinces à maïs, il faut bien l'avouer, qu'on observe cette maladie, j'ai vu dans les salles de l'hôpital Saint-Louis, à Paris et ailleurs, des cas de pellagre chez des individus qui n'avaient jamais fait usage de cette céréale. Le blé de Turquie, introduit en Moldo-Valachie vers le milieu du XVIIe siècle, par Serban Cantacuzène Ier, bienfait qui a valu à ce prince le surnom de *Providence des paysans*, y est devenu, depuis lors, la base de l'alimentation de presque toutes les classes de la Société, et pourtant l'affection pellagreuse est complètement inconnue dans ce pays. J'ai visité les villes et un grand nombre de villages de la haute et de la basse Valachie, interrogé les habitans, consulté les médecins, dont un entr'autres, M. le d[r] Trasch, avait observé cette maladie dans les campagnes du Milanais. Je n'ai pu observer ni recueillir un seul cas de cette affection. Pourquoi celle-ci, qui s'est montrée en Espagne sous le nom de *mal de la rosa*, en Italie et dans les Landes de Bordeaux, sous celui de *mal de misère*, peu après l'introduction du maïs, ne se rencontre-t-elle pas en Valachie, où cependant l'usage du blé de Turquie est plus ancien, plus général et beaucoup plus exclusif? Cette immunité, la doit-elle, comme la Sicile et la Bourgogne, à la grande sécheresse du climat ou à la dessication des épis au four, conditions qui préviennent ou détruisent le *sporysorium maydis*, principe intoxicant de cette céréale? Non, cela ne peut être tout à fait ainsi, car le climat de la Moldo-Valachie est humide et l'usage du four y est complètement inconnu dans les campagnes. Et pourtant, si la production parasite qui joue le rôle d'agent morbide principal dans l'étiologie de la pellagre ne se montre point, et après elle l'affection pellagreuse, cela tient à des circonstances fort analogues à celles indiquées plus haut. La cause de cette immunité est due, selon moi, d'abord à la parfaite maturité du grain, grâce aux fortes chaleurs de l'été ; ensuite à l'entente parfaite qui préside à la construction et à l'emplacement des greniers à maïs, ou *séchoirs*, usités dans ce pays et dont on peut voir la description et la figure au t. XIII du *Cours complet d'agriculture.*

J'étais sur le point de rentrer en France, emportant la croyance que la pellagre n'existait point dans les provinces danubiennes, quand la princesse moldave Cantacuzène Ghika vint voir, à Bucharest, sa fille qui recevait mes soins, et m'apprit vers la fin de 1847, que, dans son village de Michaïléni et sur d'autres points de la Moldavie, une maladie nouvelle, désignée sous le nom de *lèpre épidémique*, s'était montrée et présentait les caractères qui suivent : rougeur et gonflement des mains et des pieds ; plus tard existence d'écailles épaisses, enfin diarrhée, hydropisie et délire terminés assez souvent par la mort. Vu l'époque beaucoup trop rapprochée de mon départ, je n'eus pas le temps de franchir les vingt-cinq postes qui me séparaient du théâtre de l'épidémie, mais je me hâtai de présenter à notre agent diplomatique une note assez détaillée avec prière de la faire parvenir, par l'intermédiaire du consul de France à Iassy, à M. le docteur Finkinchtein, à l'observation duquel cette maladie s'était présentée. Ma note fut envoyée, mais, depuis, les événemens de 1848 étant survenus, nos représentans consulaires furent changés et je n'ai pu recevoir les renseignemens que j'avais demandés pour savoir quelle était la ressemblance possible à établir entre la pellagre et l'épidémie dont on venait de me révéler l'existence.

On a prétendu trouver une coïncidence fréquente entre la pellagre et le goître ; l'arrondissement de Prades, dans le Roussillon, qui m'a présenté de nombreux exemples de ces deux maladies, ne me paraît pas justifier cette assertion, car je n'ai jamais rencontré un seul goîtreux qui eût la pellagre. D'un autre côté, enfin, l'insuccès de certaines sources sulfureuses, dans le traitement de quelques pellagreux, peu nombreux il est vrai, n'a point réalisé, à mes yeux, les espérances que la nature de l'eau de Labassère, si utilement recommandée dans ces cas, avait fait naître dans l'esprit de quelques médecins.

Passons maintenant en revue quelques maladies qui, par leur fréquence ou leur existence exceptionnelle, méritent une étude particulière.

Maladies vénériennes. — Les affections vénériennes s'observent très souvent en ce pays, où elles sont appelées *boala louméasca, maladie qui court le monde.* Chardin, dans ses *Voyages,* nous apprend que les Persans parlent en société de leur vérole sans plus de gêne que s'ils avaient à causer de la fièvre. Cette remarque est applicable aux peuples qui nous occupent. Dans les premiers temps de mon séjour à Bucharest, je fus appelé dans une maison où, à mon arrivée, une jeune dame me fit savoir, en présence de deux demoiselles ses sœurs et de plusieurs boyards étrangers à la famille, qu'elle m'avait fait venir *pour un écoulement qu'une bohémienne avait communiqué à son fils.* Je crus avoir mal entendu et demandai à voir les deux malades. L'enfant avait cinq ans, la petite Tsigane en comptait huit ; l'un et l'autre avaient une blennorrhagie parfaitement conditionnée. Un seigneur valaque, récemment marié avec la fille d'un très grand personnage, me disait avec beaucoup de laisser-aller devant sa jeune femme et une institutrice qui, elle, en fut fort scandalisée : « La vérole est tellement commune dans notre pays, Monsieur le docteur, qu'à mon village de ***, composé de quatre cents familles, je ne connais que *deux paysans* qui ne l'aient pas. »

J'ai cité ces exemples pour prouver la fréquence de cette maladie et le sans-façon avec lequel on en parle. Quand on questionne un malade sur ses antécédens syphilitiques, il arrive très ordinairement qu'on ne peut avoir aucun renseignement sur l'époque présumée des premières manifestations : le souvenir de l'apparition du premier chancre, de la première blennorrhagie se perd dans la nuit des temps les plus reculés. On rencontre en public de petits bohémiens, garçons ou filles, de six à huit ans, encore complètement nus, à cause de leur jeune âge, et qui pourtant sont déjà infectés.

J'ai vu au centre de Bucharest, sur la place Brancovano, en face du palais du prince, un petit Tsigane de sept à huit ans, debout sur un amas de décombres où il fumait sa pipe, dans un état de nudité complète, ce qui n'effarouche personne dans un pays où hommes et femmes, tous nus, se baignent en plein jour dans la Dimbowitza, sous les yeux de tout le monde; je n'aurais point remarqué cet enfant si sa verge en massue, et d'un volume peu en rapport avec son âge, n'avait fixé mon attention; je m'approchai alors et je vis, ce petit bonhomme y mettant beaucoup de complaisance, une magnifique couronne de chancres autour de l'orifice du canal de l'urètre.

La persuasion où l'on est qu'on peut se débarrasser d'une blennorrhagie en la communiquant, opinion partagée par plusieurs peuplades sauvages, est une des causes de l'extension prodigieuse de cette maladie.

En Turquie, l'épithète de *Mouscal*, ou Russe, est devenue depuis longtemps un terme plus injurieux que celui de *Giahourt;* d'un autre côté, dans les principautés danubiennes, on appelle *plantes moscovites* tous les chardons, toutes les mauvaises herbes; ce qui explique pourquoi la chaude-pisse, quand elle est *cordée*, prend, dans ce pays, le nom de *scoulament mouscal*, en raison de sa nature plus grave et plus redoutée.

Une affection fréquemment observée sur les femmes, c'est l'ovarite blennorrhagique.

Les hôpitaux ne sont peuplés que de syphilitiques, parmi lesquels les popes figurent pour un assez bon nombre; ceux-ci sont tout de suite reconnaissables à ce que, contrairement à l'habitude des autres malades, ils ne se découvrent pas quand le médecin entre dans les salles.

A l'exception de Tirgo-Gioul, où M. le préfet Rodolphe Rosetti m'apprit, en 1847, qu'il venait d'établir un dispensaire pour la visite des filles publiques, je ne connais pas de ville dans laquelle l'administration ait pris quelque mesure pour diminuer, en les prévenant, les ravages désastreux de la syphilis.

L'eau phagédénique noire, le mercure soluble d'Hanhemann, les bois sudorifiques, etc., etc., sont les préparations le plus souvent ordonnées.

De vieilles femmes traitent souvent ces maladies, et je connais un médecin de Bucharest qui leur envoie toutes ses anciennes véroles. Les fumigations de cinabre sont le moyen qu'elles emploient le plus souvent; elles connaissent le sublimé et le font entrer dans la composition de certaines pommades.

Si certaines blennorrhées persistent parfois assez longtemps, et cela presque toujours par l'incurie des malades, il est rare que les accidens consécutifs syphilitiques ne cèdent pas, avec facilité, sous l'influence des spécifiques; à quelques rares exceptions près, je n'en ai jamais vu résister à l'usage de l'iodure de potassium, précédé des mercuriaux dans la plupart des cas. Il est probable que l'usage des fourrures et des poêles russes favorise les bons effets des traitemens employés contre ces maladies; telle est, du moins, la croyance généralement répandue dans les provinces danubiennes.

XIX.

Fièvres intermittentes. — Les immenses plaines de la Moldo-Valachie, formées de terrains d'alluvion, comme je l'ai déjà mentionné, sont à pente insensible et soumises à de nombreuses inondations, occasionnées par les barrages des moulins, établis sur toutes ses rivières, et par les débordemens du Danube qui les baigne depuis la Tcherna jusqu'au Pruth, c'est-à-dire sur une longueur de plus de 150 lieues (1). Ces débordemens sont tels, qu'à de certaines époques, des villages, des villes même, celle de Giourgewo, entr'autres, sont complètement entou-

(1) La Tcherna ou *Rivière noire*, doit son nom, comme je l'ai constaté et décrit dans un mémoire *sur l'hydrologie minérale de la Hongrie*, à une magnifique conferve qui s'y développe, à partir du point où les eaux sulfureuses de Méhadia se jettent dans son lit, avec une abondance que présentent seules, en général, les sources émanant du calcaire. Cette rivière, avant de se perdre dans le Danube, forme un immense marécage qui constitue un voisinage des plus dangereux pour Eski-Orsowa, ville des Etats autrichiens, et pour New-Orsowa, forteresse turque, bâtie sur le fleuve, au milieu d'une île charmante, par un Français, le marquis de Stainville.

rées par les eaux du grand fleuve. Les deux villes les plus importantes des principautés, par leur commerce, Galatz et Braïla, sont aussi les plus insalubres par le voisinage des marais, qui, partout nombreux dans le pays, sont ici très étendus et formés par les inondations du Sireth, du Pruth et du Danube. Aussi, quand finissent les chaleurs brûlantes de l'été, les fièvres intermittentes se montrent-elles sur presque tous les points de ces provinces.

Fièvres intermittentes simples. — La fièvre d'accès, ordinairement à type tierce, règne en tout temps en Moldo-Valachie. De toutes les maladies aiguës, c'est la plus commune, et sur le chiffre total des états pathologiques chroniques, les engorgemens du foie, ceux de la rate, les hydropisies, etc., résultat des pyrexies intermittentes longtemps prolongées, y figurent certainement au moins pour les 9/10mes. Il est rare qu'un étranger ne paie pas son tribut à l'affection dominante, après un court séjour dans le pays; il est plus rare encore que cette dernière ne se montre pas dans le cours ou pendant la convalescence de toute autre maladie aiguë; tandis que, d'un autre côté, les fièvres intermittentes anomales, celles à courtes périodes, les névralgies à type périodique, etc., sont également très nombreuses.

Je crois devoir faire observer ici que la fièvre d'accès qui *complique* si souvent les maladies, se *combine* parfois avec quelques-unes d'entre elles en Moldo-Valachie. Cette *combinaison pathologique* se rencontre surtout dans la pneumonie intermittente; il y alors association, et non plus simple juxta-position, de l'élément périodique de la fièvre intermittente avec l'élément, moins inflammatoire que congestif dans ce cas, de la pneumonie (1).

(1) C'est là un exemple de *métamorphisme* que nous retrouvons dans les pneumonies suettiques, rhumatismales, etc., à la différence près que, dans ces dernières affections, c'est le principe intoxicant de la suette, celui du rhumatisme, etc., qui jouent le rôle d'agent modificateur de la marche et de la durée de l'inflammation pulmonaire.

Les cas de métamorphisme, mot créé par M. Lyell, en 1825, et que M. Bailly, le premier et le seul je crois, a transporté de la science géologique dans le langage

C'est à la fréquence de la fièvre intermittente que l'on doit l'usage si répandu du *pélin* dans les principautés danubiennes, et l'emploi, plus général encore, des fourrures dans lesquelles on s'enveloppe souvent l'été comme l'hiver; en ville, dans la chambre à coucher, comme en rase campagne et au bord des étangs.

Pendant l'été et l'automne de 1847, j'ai parcouru les plaines de la grande et petite Valachie, celles de la Moldavie et les bords du Danube, depuis la Tcherna jusqu'au Pruth, depuis le Banat jusqu'en Bessarabie, partout j'ai trouvé un très grand nombre de fièvreux. A Colintina, par exemple, sur une population de quatre-vingts familles il y avait à peine *dix personnes* exemptes de la maladie. A soixante lieues de là et près de la ville de Caracal, dans la petite Valachie, un de mes postillons, le seul valide que j'eusse trouvé, était pris en chemin d'un accès de fièvre; tandis qu'à la poste suivante, je ne trouvais personne en état de monter à cheval et de conduire ma voiture; tous étaient frappés par l'épidémie.

Pour prouver l'extrême fréquence des fièvres intermittentes, dans ces provinces, je ne citerai point ici, car ce serait trop long, les observations nombreuses consignées dans mes notes de voyage; mais nous trouverons cette preuve dans quelques expressions empruntées au langage moldo-valaque lui-même. En effet :

1° Le mot *fièvre*, appliqué à un groupe de maladies, désigne, dans la plupart des langues anciennes et modernes, une idée de chaleur, parce que, dans ce groupe, c'est l'affection avec chaleur qui est la plus commune. Dans la langue d'Or, au contraire, ce mot exprime une

médical (*Mém. de l'Acad. de méd.*, t. XII, p. 155), sont fréquens en pathologie clinique. On peut définir le *métamorphisme*, en médecine : *La transformation d'une maladie par une maladie.* Pendant le règne des épidémies graves, ce qu'on appelle leur génie, métamorphise le plus souvent toutes les affections communes; la syphilis métamorphise presque tous les groupes du cadre nosologique; la varioloïde est un exemple frappant de métamorphisme, etc. La *métamorphose*, au contraire, en conservant à ce mot, comme au précédent, le sens qu'il a dans la science à laquelle nous l'empruntons, est le *changement dû à l'évolution physiologique de la maladie.* La variole, la syphilis, un accès de fièvre intermittente, le choléra, etc., etc. présentent des métamorphoses très faciles à reconnaître. Ces faits et ces idées mériteraient de longs développemens dans lesquels je ne puis entrer maintenant.

dée de froid, preuve, qu'ici, la maladie, caractérisée par cette sensa-
ion, domine par sa fréquence. D'où il suit que, si nous disons quel-
quefois : *avoir la fièvre en froid*, ce qui revient à dire : *avoir le chaud en froid*, pour indiquer une fièvre intermittente, les Moldo-Valaques disent, par la même singularité de langage, avoir : *frigouri cou caltoura, avoir les froids en chaud*, pour désigner ce que nous appelons simplement *fièvre*. 2° De plus, dans la langue romane le mot fièvre n'a pas de singulier ; les pyrexies intermittentes, presque les seules que ces peuples connaissent, étant caractérisées par plusieurs accès, ou si l'on veut par plusieurs fièvres. 3° Enfin, l'emploi fréquent du mot *frig, froid*, dans la langue d'Or, pour exprimer divers sentimens pénibles, prouve que cette sensation désagréable de froid morbide qui signale le premier stade d'un accès fébrile, doit être bien familière aux peuples de ces contrées.

Fièvres pernicieuses. — La fièvre d'accès, outre sa fréquence, présente encore souvent le caractère pernicieux. A l'appui de cette assertion, résultat de mes observations personnelles et des nombreux documens que j'ai recueillis sur ce pays, je citerai le passage suivant emprunté aux *Elémens de thérapeutique* d'Alibert : « Le docteur Ananiam quitta Constantinople avec l'ambassadeur turc qui se rendait à Paris, accompagné d'une suite nombreuse. Arrivés à Bucharest, ville très malsaine, *tous*, à l'exception de trois, furent en proie à des fièvres pernicieuses. » Sans pouvoir préciser le nombre de personnes qui composaient cette ambassade, on peut, en connaissant le faste des Orientaux, le porter à vingt-cinq, sans exagération ; ce qui ferait vingt-deux malades sur vingt-cinq, proportion énorme comme on voit.

Ces affections, nombreuses et graves à Bucharest et dans l'intérieur du pays, sont bien autrement meurtrières sur les populations du littoral du fleuve, surtout à Braïla et Galatz, villes entourées d'immenses *baltas* ou marécages. Ces maladies, tant redoutées des marins et désignées par eux sous les noms de *peste du Danube*, de *fièvre de Galatz*, ont fait éprouver, dans ces dernières années, de si grandes pertes à la marine commerçante anglaise, que le gouvernement britannique s'en est justement alarmé et a voulu fonder, dans une de ces villes, un hôpital pour ses sujets. Ces fièvres se montrent en Bulgarie et en Servie, comme en Moldo-Valachie et dans le Banat. Ce sont elles, en effet, bien plus que les événemens politiques, qui ont fait abandonner Milano-Watchtz, ville fondée, il y a peu de temps encore, par le prince Miloch sur la rive servienne, et qui n'est déjà plus, comme j'ai pu m'en convaincre, qu'une misérable bourgade. C'est la même cause qui, ayant donné à la Moldo-Valachie sa réputation, bien connue, d'insalubrité, en éloigne tout voyageur, malgré la richesse de son sol, la diversité de ses mœurs, le spectacle grandiose et saisissant d'un pélerinage dans ses monastères disséminés à profusion dans les flancs des Carpathes, malgré, enfin, tout l'intérêt politique attaché à l'avenir de ces belles provinces.

Les fièvres intermittentes pernicieuses présentent quelquefois le caractère épidémique sur les bords du Danube. Le plus ordinairement, alors, elles avancent dans l'intérieur des principautés et sont accompagnées d'une mortalité tellement considérable, que les boyards et les marchands, frappés de terreur, abandonnent précipitamment les villes pour se soustraire, dans les couvens des montagnes, aux atteintes du fléau dévastateur. Le typhus d'Orient, ou véritable peste, qui suit la même route et a si souvent visité ces contrées, est, dans bien des cas, si j'en crois les renseignemens qui m'ont été fournis, accusé, à tort, des ravages exercés par ces endémo-épidémies de fièvres pernicieuses.

Les fièvres du Danube ont quelquefois une marche et des symptômes qui les rendent très insidieuses. Des maux de tête et la dysenterie les compliquent assez souvent; les malades n'accusent qu'un *simple dérangement de corps* ou se croient simplement *frappés par un coup de soleil*, suivant leur expression. D'un autre côté, à l'époque du règne de ces maladies, on rencontre parfois sur les bords du Danube et principalement dans les villes et villages composés de *Bordéiouri*, des cas de *kava-vourouchou*, qui, m'a-t-on dit, se montreraient maintenant plus fréquemment à Galatz et à Braïla, depuis la création, entre ces deux villes, d'une grande manufacture qui a pour objet la conservation des viandes destinées à l'usage de la marine anglaise (1). Si ce fait est réel, il confirmerait l'étiologie que Brayer a donnée de cette affection; la fabrique de M. G...rs, que j'ai visitée plusieurs fois, est, en effet, un foyer permanent de miasmes putrides dégagés par les résidus nombreux de matières animales jetés hors de l'établissement, et qui entrent facilement en putréfaction sous l'influence des grandes chaleurs et de l'humidité des bords du Danube.

J'ai dû signaler tous ces faits pour que le médecin se tienne en garde contre de nombreuses chances d'erreur.

Antagonisme. — Voici maintenant, en quelques mots, ce que l'étude de l'influence paludéenne, au point de vue de son antagonisme avec la phthisie et les fièvres typhoïdes, m'a offert de plus digne de remarque :

Les miasmes marécageux qui, depuis longtemps, agissent sur l'économie, rendent celle-ci moins susceptible de contracter la fièvre typhoïde. Je n'ai observé cette dernière maladie que sur des étrangers ou sur de jeunes soldats nostalgiques appartenant, pour la plupart, aux districts montagneux, là où la fièvre intermittente, n'étant due qu'au voisinage des routoirs, y est relativement beaucoup moins fréquente. Le typhus, au contraire, a fait, de tout temps, de grands ravages à la prison de Bucharest et dans le quartier juif qui l'avoisine. Dans l'espace de quelques années trois médecins, chargés du soin des prisonniers, ont successivement succombé aux atteintes de ce mal. Heureusement le feu, qui, lors de l'incendie de 1847, a brûlé cette prison, assainira cette partie de la ville et la délivrera probablement de ce fléau, comme il purgea de la

(1) Je trouve dans un journal de médecine, au moment même où ces lignes vont être envoyées à l'impression, un article sur les hôpitaux turcs, dont le passage suivant confirme ce que j'ai déjà dit ailleurs sur l'insalubrité de Bordéiouri : « Du 11 au 24 janvier, la moitié des blessés turcs, sur le Danube, a été enlevé par le typhus, la pourriture d'hôpital et les érysipèles. Des deux côtés (Russes et Turcs) les cantonnemens sont mauvais. *L'expérience condamne hautement les logemens souterrains, qui fournissent deux fois plus de malades que les tentes.* »

Si au milieu des froids de l'hiver ces habitations sont si dangereuses, on peut prédire, par avance, le sort réservé à ceux qui seraient condamnés à les occuper pendant le règne des endémo-épidémies estivo-automnales.

peste, en 1666, la capitale de l'Angleterre, en y dévorant trente mille maisons, ainsi que le témoigne la colonne commémorative que l'on voit s'élever au centre de la Cité.

La phthisie est assez rare, surtout dans la basse Valachie; mais les personnes qui arrivent dans ce pays avec une prédisposition marquée à cette maladie, ou qui en éprouvent déjà les symptômes prodromiques, voient souvent cette affection faire de rapides progrès. On a conseillé aux tuberculeux d'habiter le bord des étangs; on a même cité des cas de guérison de phthisie confirmée à la suite d'un séjour plus ou moins long dans des pays marécageux. Voici, entre plusieurs, un exemple qui prouvera combien cette habitation peut être dangereuse en pareille circonstance; je serai sobre de détails : Un jeune homme, de 24 ans, fils d'un médecin anglais, arrive à Bucharest vers la fin de 1846; il avait perdu sa mère et un de ses frères, tous les deux morts de phthisie; mais il avait joui jusqu'alors, à part quelques légers rhumes, d'une assez bonne santé. Au bout de quelques mois de son séjour en Valachie, il fut pris d'une fièvre intermittente tierce qui s'accompagnait de sueurs abondantes, et qui céda à l'influence de la quinine. On continuait l'usage de celle-ci à dose décroissante, et ce malade, très affaibli, était considéré comme convalescent, lorsqu'il fut pris d'un violent frisson suivi de chaleur et de sueur. Cet accès, plus fort, plus prolongé que ceux qu'il avait eus jusque-là, me parut un accès de fièvre d'éruption ou de germination tuberculeuse dans le poumon; depuis lors, en effet, la toux, la suffocation, les hémoptysies se montrèrent. La fièvre intermittente reparut à diverses reprises et fut bientôt comprimée; mais dans l'intervalle de quelques-unes de ses manifestations régulières, apparurent deux nouveaux accès erratiques plus violens que ces dernières et toujours accompagnés d'une aggravation des symptômes thoraciques. Je me hâtai, dès que la saison me le permit, d'engager ce malade à se rendre en Italie. Le séjour de Malte amena une légère amélioration; on crut un instant à une guérison prochaine, mais ce malheureux jeune homme finit par succomber au bout de quelques mois.

Période de latence des fièvres intermittentes. — On a reconnu que souvent, à Paris, la fièvre intermittente ne se développe qu'au printemps chez des sujets qui ont séjourné, pendant l'automne, dans un pays marécageux. D'un autre côté, on s'est demandé combien de temps l'homme qui a subi l'influence des miasmes des marais reste, après avoir quitté le foyer pestilentiel, exposé à des maladies de nature paludéenne. En un mot, quelle est la durée de la *période de latence* de l'intoxication marécageuse? M. Nepple nie cette période de latence; Lind en a fixé les limites à douze jours; Baumes à quinze; M. Boudin la porte au-delà de dix-huit mois. Voici, en quelques mots, trois faits afférens à ces questions :

Un Français passe huit mois à Bucharest, en assez bonne santé; il en part au mois de novembre, pour retourner en France, où il est pris, au mois de juin, de fièvre d'accès, dans une localité où cette maladie était à peu près inconnue.

Un de nos compatriotes encore habite la principauté valaque pendant trois mois, y fait des courses nombreuses, revient dans son pays, remarquable par sa salubrité, et se trouve atteint de fièvre intermittente, au mois de mars, le sixième mois après son départ du foyer d'infection.

Un Anglais, après avoir séjourné quatre ans et demi en Valachie, où il avait toujours joui d'une très bonne santé, arrive à Londres, et après quatre mois, c'est-à-dire au mois de mars, est pris d'une fièvre intermittente grave qui se développa chez lui à la suite d'une affection morale profonde.

Engorgemens. — A la suite de la fièvre intermittente, longtemps prolongée, l'engorgement du foie est ici ordinairement plus volumineux que celui de la rate. C'est le contraire qui s'observe dans le département de la Charente-Inférieure, sur les étangs du département des Bouches-du-Rhône, dans le centre de la France et dans plusieurs autres contrées à fièvre. Je n'ai jamais vu, en Moldo-Valachie, ces rates énormes qui portent, dans certains pays, le nom de *tourteau*, de *gâteau fébrile*, *placenta febrile* de certains auteurs, et dont Prunelle m'avait montré de magnifiques échantillons à son hôpital thermal de Vichy. L'hypertrophie du foie, au contraire, acquiert quelquefois, dans les principautés, des proportions énormes.

Prophylaxie. — La meilleure précaution à prendre pour se garantir de la fièvre dans ce pays, consiste à se tenir chaudement vêtu. C'est beaucoup moins par la condensation des miasmes que les nuits sont dangereuses, que par le refroidissement qu'elles déterminent. Celui-ci favorise l'intoxication en diminuant la force de résistance physiologique et en s'opposant à l'exécution normale du travail perspiratoire cutané. Je crois que c'est à l'usage des fourrures portées la nuit en toute saison, quand j'étais en voyage, que je dois en partie de n'avoir pas contracté la fièvre d'accès dans un pays, où presque tous mes compatriotes l'avaient eue ; pourtant j'ai visité les localités les plus malsaines de la province, dans des temps où cette maladie régnait épidémiquement, et alors surtout que ma constitution avait été affaiblie par de fréquentes indispositions. Une bonne alimentation et l'usage du thé ou du café, sont encore d'un précieux secours, comme préservatifs, et je crois qu'il est prudent de partager, à leur égard, l'opinion des paysans de la campagne de Rome, qui se riraient, disent-ils, du *malaria*, s'ils avaient une table bien servie.

Traitement. — Je ne chercherai point ici à faire connaître tous les remèdes absurdes, toutes les pratiques superstitieuses, tous les *nous-chas*, ou talismans, en usage parmi le peuple, pour faire disparaître ces maladies. Je dirai seulement que les bohémiennes emploient les *des-quintaré*, ou *désenchantemens* qui font passer la fièvre du corps d'un individu dans celui d'un animal, même dans une substance inanimée, comme une pierre, et rendent ainsi le malade *tel que la mère l'a mis au monde*, suivant leur expression favorite. Les *Baghaïszis*, de leur côté, vendent des mèches de coton, ou *léguetouré*, pour être portées au cou et aux poignets, en forme de collier ou de bracelet, et qui, par des nœuds placés de distance en distance, ont pour mission de *lier* et d'enchaîner le mal, etc., etc.

L'usage de ces liens nommés *baghé* en turc, est très général, non seulement dans des cas de maladie, mais encore en état de santé parfaite; ainsi, dans la haute société surtout, il se fait, le 1er mars, un échange empressé, entre parens et amis, d'un petit cordon en fils d'argent et en soie rose, auquel est suspendue une pièce d'or ou d'argent. On le nomme *Marchizor*, ou *petit Mars*. Par sa vertu talismanique, il doit fixer, sur le visage, *les lys et les roses*, qui sont ses couleurs, et préserver le teint d'un hâle printanier. On le porte autour du poignet pendant deux mois, pour l'enterrer ensuite profondément sous un rosier, la veille du 1er mai.

Il est inutile de dire que la quinine est la meilleure préparation à employer; la dose doit être portée souvent jusqu'au vertige et à l'ivresse; elle réussit toujours quand on a soin de l'administrer *præmissis præmittendis*, suivant le conseil de Torti, c'est-à-dire après avoir écarté toute complication. Il faut toujours la donner quelque temps encore après la cessation des accès, contrairement à la pratique ordinaire des médecins du pays qui ne repoussent point assez énergiquement le reproche injustement adressé à ce médicament de faire naître les obstructions du foie et de la rate, préjugé funeste répandu dans toutes les contrées à fièvres que j'ai visitées. La logique des malades est, en effet, la même partout; partout ceux-ci éprouvent le besoin de mettre sur le compte du médecin ou des médicamens les accidens, résultats naturels de leurs affections. On trouve, parmi les populations fiévreuses des bords de la Méditerranée, le jeu de mots que voici : *Lou quina eskino, le quina échine*; c'est à lui, en effet, qu'on attribue les engorgemens et les hydropisies consécutifs aux fièvres intermittentes. J'ai vu, dans les Pyrénées, quelques personnes du Midi, qui, à la suite de la suette, étaient venues demander aux eaux minérales un *remontement* contre leur faiblesse; tous regardaient injustement celle-ci comme la conséquence de l'usage de la quinine; aucune ne songeait à l'attribuer à la nature de cette maladie.

Quand la fièvre touche à sa fin, ou qu'elle traîne en longueur, les commerçans et les petits boyards vont séjourner, pendant quelques semaines, *pour changer d'eau*, à Pitesti, Ploiesti, Tirgowitz, etc., villes bâties sur le terrain tertiaire, et qui sont, comme nous l'avons dit, les plus salubres de la principauté. Quelques-uns d'entre eux se rendent à la source ferrugineuse de Calimanechti. Les grands boyards vont plus loin et se dirigent soit vers les eaux acidules ferrugineuses de Borzeck, dans la Hongrie, soit aux sources salines d'Ems ou de Carlshad.

Mesures d'hygiène publique. — Pour assainir les principautés et détruire les foyers pestilentiels qu'elles renferment, il faudrait commencer par couper les barrages de moulin établis sur presque toutes les rivières. Par leurs ensablemens, ils rendent inévitables les inondations et finissent, plus tard, par amener la déviation du cours naturel des eaux. Le règlement organique les condamne et en ordonne la destruction; il suffirait d'exécuter ses prescriptions.

Dès les premiers temps de mon séjour en Valachie, consulté sur les mesures hygiéniques à prendre, pour l'assainissement de la province, je répondis qu'il serait très facile, au moyen du grand nombre d'eaux vives répandues et circulant dans le pays, de renouveler en grand la tentative heureuse d'Empédocle, à Sélinonte, et d'entraîner à l'aide de rapides courans les foyers paludéens disséminés en nombre sur la surface de son territoire. Déjà, lors de mon départ de Bucharest, on avait détruit, dans cette ville, *l'étang de Tchismé-jiou*, en y conduisant un bras de la Dimbowitza. Ce travail, comme tous ceux entrepris d'abord dans un simple but d'embellissement, tels que : le pavage des rues, l'établissement des fontaines, la création du jardin de la chaussée, etc., ont amené les résultats les plus heureux pour la santé publique. Quand on le voudra, on fera facilement disparaître à Craïova, par le passage du Gioul, les *baltas Craïovitchi*. On assainira *la Colintina*, vaste marais situé au nord de la capitale en y dirigeant une portion d'*il fovel*, au moyen d'un canal de décharge analogue à celui que M. Marsillon a creusé à *Chanzouré*, pour empêcher la Dimbowitza de rompre de nouveau ses digues, et d'abandonner son lit et Bucharest une nouvelle fois.

Je n'en finirais pas si je voulais indiquer ici toutes les eaux stagnantes et délétères qui, d'après mes recherches, peuvent être entraînées par des courans d'eaux vives et salubres.

Le traité de Belgrade, signé, en 1739, entre l'Autriche et la Turquie, avec la médiation de la France, représentée par M. de Villeneufve, d'Aix, acte des plus saillans, dit M. de Hammer (t. xv, p. 2), dans les *Annales diplomatiques ottomanes et françaises*, autorisait le gouvernement de la Porte à détourner la Tcherna, limite des deux empires, pour la faire passer au-dessus d'Orsowa, qui aurait alors appartenu à la Turquie d'Europe. Le canal qui devait conduire les eaux de la rivière au-dessus de cette dernière ville a été commencé, et ses vestiges sont considérés à tort comme des ruines romaines dans les recueils récens de géographie ; mais il est extrêmement fâcheux que l'insouciance des Turcs ne leur ait pas permis de l'achever ; le sultan aurait conservé une ville de plus, et le pays aurait été débarrassé, à l'aide de quelques travaux peu importans et d'une opération différente, il est vrai, de celles que nous recommandions plus haut, d'un foyer d'infection redoutable, car, comme je l'ai dit ailleurs, la Tcherna se transforme en un immense marécage avant de se jeter dans le Danube.

On a construit à Galatz, Braïla, Giourgewo, etc., des digues-chaussées pour les mettre à l'abri des inondations du fleuve. Ces travaux, entrepris dans l'intérêt du commerce, rendront à ces villes d'incontestables services au point de vue de la santé publique. Il serait certainement difficile de prolonger ces digues tout le long de la rive du Danube, c'est-à-dire sur une longueur de 150 lieues. Cependant, cette entreprise n'est pas impossible, grâce au système des corvées établi dans ce pays, et au moyen duquel on pourrait commencer et terminer d'innombrables travaux, si chaque employé, depuis le plus grand jusqu'au plus petit, n'était point dans l'habitude de détourner, pour son profit particulier, les travailleurs requis au nom de l'intérêt commun.

Chaque village a, dans son voisinage, une ou plusieurs mares d'eau, larges, peu profondes et fangeuses, dans lesquelles une foule d'animaux domestiques barbotent et piétinent sans cesse, et au milieu desquels les buffles font leur sieste quotidienne, pendant les heures brûlantes du jour. Sous l'influence des chaleurs de l'été, les bords de ces bourbiers se dessèchent, laissant à découvert une masse de débris végétaux et animaux, qui, par leur décomposition, répandent dans l'air des miasmes dangereux. Un moyen facile d'assainissement consisterait à creuser profondément ces fosses; leur surface d'évaporation diminuerait alors, l'eau s'en échaufferait moins facilement, et les bords en seraient moins promptement à sec. Il faudrait, après, les entourer d'arbres pour tempérer, par ce rideau de verdure, l'ardeur des rayons solaires, et prévenir encore ainsi, la formation d'émanations miasmatiques. C'est sans doute à cette dernière condition que les immenses réservoirs d'eau, formés par des barrages qui relient entr'eux les derniers chaînons des Balkans, dans la forêt de Belgrade, doivent de déterminer si peu de fièvres intermittentes dangereuses. C'est, en effet, au milieu de cette forêt, à quatre lieues de Constantinople, que se trouvaient autrefois les résidences d'été des ministres étrangers, transportées aujourd'hui sur les rives enchanteresses du Bosphore. C'est là que lady Montague, femme de l'ambassadeur anglais apprit, appliqua heureusement sur son fils, et depuis fit connaître à l'Europe, la pratique de l'inoculation.

Il existe aujourd'hui dans la Moldo-Valachie des surfaces immenses de terrain inculte, qui n'auraient besoin que d'êtres grattées à la superficie pour donner des produits abondans. L'insuffisance des bras ne permet pas de les exploiter; aussi ne songera-t-on à l'établissement du *drainage* et à l'assainissement des terres au point de vue purement agricole, que dans un avenir qui ne paraît pas très rapproché. Cette pratique pourtant produirait des bienfaits immédiats en prévenant le typhus des bœufs et la cachexie aqueuse des moutons, affections propres aux pays marécageux et qui détruisent en partie, presque chaque année, dans les provinces danubiennes, une des plus grandes sources de la richesse nationale.

Mais sous le rapport de la santé de l'homme, cette méthode serait bien autrement avantageuse. En effet, si dans plusieurs provinces de l'Angleterre on a vu les cas de fièvres, de dysenterie, etc. diminuer de moitié d'une année à l'autre, et même disparaître tout à fait, après les travaux de drainage, ainsi que le déclare M. l'ingénieur Hervé Mangon, dans un ouvrage tout récemment publié, que ne doit-on point espérer de cette pratique dans un pays où ces maladies sont incomparablement, et plus fréquentes et plus désastreuses?

Grâce à ces améliorations successives, tous les foyers pestilentiels étant détruits, les provinces danubiennes pourraient devenir, dans un temps peu éloigné de nous, une contrée des plus salubres du monde, comme elles en sont, incontestablement déjà, une des plus fertiles.

XX.

Goître.— Si des plaines de la Valachie où nous avons rencontré un si grand nombre de fièvres intermittentes, simples ou pernicieuses, nous nous élevons vers ses montagnes, nous y trouverons une quantité également prodigieuse de goîtreux et de crétins. Les Carpathes, sous ce rapport, ne le cèdent en rien aux Alpes et l'emportent de beaucoup sur les Pyrénées. Le goître est tellement fréquent dans les districts de Gorgioul, Voulchia, Argésoul, Mouschéloul, etc., que certains centres d'habitation y sont appelés *sat Gouchat, village goîtreux*, ou bien *sat Gouchatcilor, village des goîtreux*, nom, du reste, qu'ils justifient complètement, comme j'ai pu le voir. Cependant, si le village de *Mouchatesti*, sur la petite rivière Vursant, dans le district d'Argésoul, porte l'épithète de *sat Gouchatcilor*, c'est moins à sa population propre qu'il la doit qu'au nombre considérable de goîtreux qu'on peut y voir sur son champ de foire, le 11 juillet, jour de la fête de Saint-Pierre, dans le calendrier grec. Désappointé lors d'une première visite que j'avais faite à ce pays, je m'y rendis, à cette dernière époque, pour la seconde fois et je trouvai là une magnifique collection de goîtres, remarquable par le nombre et la variété, qui surpassa toute mon attente.

Sans vouloir passer en revue les causes nombreuses invoquées pour expliquer l'origine de cette maladie qui, pour les Moldo-Valaques, est une dégénérescence de la syphilis, j'examinerai un instant la question de l'hypertrophie endémique du corps thyroïde dans son rapport avec la nature des terrains; étude sur laquelle se sont arrêtés avec le plus de complaisance, dans ces derniers temps, quelques esprits judicieux, et qui a été l'objet, à cette époque, de nombreuses communications faites à l'Académie des sciences. L'opinion de ces divers auteurs peut être exprimée en ces termes, sous la forme aphoristique employée par l'un d'eux : « L'existence du goître coïncide d'une manière tellement frappante avec la *constitution géologique* du sol[1], que la présence ou l'absence de cette maladie dans un pays peut être prédite d'avance d'après la connaissance de la nature des roches. » Ici cependant ces auteurs se divisent, quant à la composition de ces roches ; les uns veulent qu'elles soient calcaires, les autres magnésiennes pour déterminer l'affection qui nous occupe.

J'ai examiné, au point de vue géologique, les terrains sur lesquels sont assises les nombreuses populations goîtreuses que j'ai visitées. Leur nature, au lieu d'être identique, est extrêment variable : à Calimanechti, j'ai trouvé le diluvion reposant sur le schiste argileux ; à Kimpina, le travertin : à Horézoul, l'argile pure ; à Tismana, le calcaire de transition ; à Kimpo-Loungo, le grès gris ; plus haut, les gneiss et les micaschistes, etc. Ainsi, depuis les premiers chaînons des montagnes jusqu'aux cîmes les plus élevées, depuis le terrain de transport jusqu'aux formations primitives inclusivement, partout j'ai rencontré des goîtreux, malgré la diversité de composition des roches. J'avoue cependant que, d'une manière absolue, on trouve sur le calcaire plus de crétins et de goîtreux ; mais cela tient uniquement à ce que ce dernier est, de tous les terrains montagneux et habitables, le plus peuplé, grâce à la puissance de développement de cette formation. Aussi, si j'accepte *un instant* le mot *creta, craie,* comme racine étymologique de *crétinisme,* ce n'est pas pour trouver entre le fait géologique et le fait pathologique un rapport de cause à effet, ainsi qu'on a essayé de le faire récemment; c'est seulement pour y voir un rapport assez fréquent de coïncidence.

Maintenant, si de l'étude de la *nature* des terrains nous passons à celle de leur *configuration,* nous trouvons *invariablement,* dans toute l'étendue des Carpathes, quelle que soit la composition des roches, l'existence du goître dans le fond, dans les angles rentrans des vallées et son absence sur les flancs et sur les plateaux des montagnes. Ce fait m'a paru tellement constant que je n'hésite pas à formuler, à mon tour, la proposition suivante : « Le goître coïncide d'une manière tellement frappante avec la *configuration* du sol, que la présence ou l'absence de cette maladie dans un pays, peut être prédite d'avance d'après la connaissance des accidens de terrain. »

La chaîne des Carpathes valaques, courant de l'est à l'ouest, est composée d'une série de plans plus ou moins parallèles au Danube. Tous ces plans, ou étages, deviennent de plus en plus élevés à mesure que l'on avance du midi vers le nord, et sont reliés entr'eux par des contreforts qui se trouvent dans les mêmes conditions de développement ; de telle sorte que les gorges des montagnes sont d'autant plus étroites et profondes, que l'on s'élève davantage. Si l'on suit le Tha'weg de ces vallées de bas en haut, du sud vers le nord, par conséquent, on voit le nombre des goîtreux, très peu considérable d'abord, aller en augmentant, à mesure que l'on avance, être toujours en rapport avec l'étroitesse et la profondeur du terrain, et disparaître quand ces deux conditions cessent d'exister. Cela est tellement vrai, que si deux ou trois contreforts viennent à se réunir et constituer un plateau, après avoir concouru à former des vallées à goître, ce plateau, s'il est habité, n'aura pas, ou n'aura presque pas de goîtreux.

Il résulte pour moi d'observations semblables, répétées un grand nombre de fois sur des points très divers de la chaîne carpathique : *que le goître se rencontre toujours, et ne se rencontre que là où les couches d'air sont soustraites à l'action des vents et à l'influence suffisamment prolongée des rayons solaires.* Le soleil ne paraît, en effet, que quelques heures seulement par jour, sur l'horizon étroit de ces gorges profondes, où l'on ne sent jamais la moindre brise, alors même que les arbres des hauteurs sont agités par un vent violent. Le village de Calimanechti fournit un fait très significatif à l'appui de cette étiologie du goître.

Ce pays se trouve en petite Valachie, sur la rive droite de l'Olto ; il se compose de deux parties bien distinctes, séparées l'une de l'autre par un intervalle d'un quart d'heure de marche environ. La première moitié, la plus considérable, est située sur le flanc méridional d'une colline, ayant un grand développement en hauteur et en étendue latérale ; elle est bornée, au midi par une série de petits coteaux surbaissés qui s'arrêtent à l'Olto ; à l'est par un contrefort élevé qui relie les collines antérieures à la principale chaîne sur laquelle elle repose et qui la borne au nord ; de telle sorte que par le midi et surtout par le sud-est l'air et la lumière lui arrivent en abondance. L'autre moitié de Calimanechti est placée à la face nord de la grande colline et à son pied, c'est-à-dire à un niveau beaucoup plus bas que la première ; elle est entourée, de tous côtés, de montagnes rapprochées et presque inaccessibles, et se trouve ainsi au fond d'un entonnoir qui serait complet, s'il n'offrait une coupure très étroite pour le passage de l'Olto et du chemin qui fait communiquer, entr'elles, les deux moitiés si dissemblables du même village. La première moitié, composée de trois cents familles, ne présente pas de cas de goître, tandis que la seconde a le tiers de la population, qui compte cent vingt-cinq familles frappées par la maladie. Ce fait paraîtra moins extraordinaire quand j'aurai dit qu'entre ces deux portions de village il n'y a jamais d'alliance, jamais de croisement de familles.

Cette étiologie du goître s'est trouvée justifiée, à mes yeux, dans différens pays et notamment en divers endroits des Pyrénées ; ainsi la belle vallée de Campan, près de Bagnères-de-Bigorre, a beaucoup plus de cagots que celle de Luchon et d'Argelès, qui sont plus découvertes; ainsi encore le flanc méridional de la chaîne du Canigou, exposé au soleil et aux grands courans d'air, ne présente pas de goîtreux, si ce n'est deux ou trois que j'ai vus à Saint-Sauveur, village enfoncé dans un pli du terrain, près des bains de la Preste ; tandis que le versant septentrional, composé de petites vallées *fermées*, telles que celles ; de Fouilha, du Vernet, de Sahorre, etc., renferme un grand nombre de goîtreux et de crétins. Pourtant toutes les populations, de l'un et de l'autre côté, sont assises sur des terrains identiques, et boivent, toutes, les eaux des torrens qui descendent du sommet du Canigou.

Délégué du gouvernement, dans plusieurs provinces, pour le service des épidémies de 1849, j'ai trouvé, dans un grand nombre de villages de la Picardie, des cas de goître dont la moyenne qui est de deux pour cent, d'après mes calculs, dans quarante communes que j'ai visitées, n'est pas considérée comme une proportion anormale par la plupart des médecins du pays. Des relevés statistiques pour toute la France, feraient disparaître cette opinion erronée, car dans un grand nombre de départemens la moyenne des goîtreux n'est pas de 1 sur 10,000 habitans. Dans ce pays, où le système orographique n'est pas très développé, les vallées à goître ne sont point *formées* par des hauteurs considérables; elles sont *obstruées* par une végétation riche et trop abondante qui intercepte le cours de l'air et l'arrivée des rayons solaires. C'est moins à l'élévation des collines qu'au nombre et à l'élévation des arbres qu'il faut attribuer cette maladie. Quant ces deux dernières conditions se trouvent réunies, comme aux eaux de Pierrefond, dans la forêt de Compiègne, le nombre des goîtreux est beaucoup plus considérable (1).

Je termine ce passage en faisant observer que les découvertes intéressantes de M. Chatin sur la présence de l'iode dans l'air et les eaux, et que les opinions sur l'étiologie du goître, n'ôtent rien de leur signification à tous les faits qui précèdent et dont la plupart ont été recueillis, par moi, il y a déjà un bien grand nombre d'années.

Dans les Carpathes comme dans les Alpes et les Pyrénées, j'ai toujours vu l'hypertrophie endémique du corps tyroïde être plus fréquente chez la femme que chez l'homme. Cette différence s'explique par la nature des travaux de l'un et de l'autre sexes. L'homme, en effet, passe souvent une partie de la journée sur la cîme élevée des montagnes et se soustrait ainsi, pendant tout ce temps, à l'action de la cause morbide

(1) J'ai signalé cette fréquence du goître, en Picardie, et j'en ai indiqué la cause dans un Mémoire officiel qui a pour titre : *Deuxième rapport, adressé à M. le ministre, sur trois épidémies graves de suette, de choléra et de dysenterie qui ont régné dans un grand nombre de communes de l'arrondissement de Compiègne, pendant les mois de juin, juillet, août, septembre et octobre de l'année* 1849. — 3 novembre 1849, 128 pages in-infolio.

dont l'influence s'exerce, au contraire, d'une manière non interrompue sur la femme condamnée au séjour habituel des vallées. Cette observation ne concorde point avec l'opinion de ceux qui invoquent l'usage des eaux calcaires ou magnésiennes comme influence étiologique de la maladie, objet en ce moment de nos études.

On a prétendu, dans ces derniers temps, que certaines races, les Nègres et les Africains par exemple, au Brésil, étaits exempts du goître. J'ai pu observer dans les Carpathes deux races bien distinctes : les *Daco-Romains* ou Moldo-Valaques, et les Bohémiens ou *hommes d'Inde*. Les uns comme les autres ressentent les mêmes influences des mêmes lieux. Seulement les bohémiens présentent relativement un plus grand nombre de goîtreux, quoique leur séjour dans le pays, ne remonte pas au-delà de quatre siècles ; différence qui me paraît due à ce que, les hommes d'Inde ne se mêlant point à la population moldo-valaque qui les repousse, le cercle de leurs alliances est beaucoup plus circonscrit, car ils sont moins nombreux et doivent, par conséquent, éprouver davantage la fâcheuse influence de l'hérédité pathologique.

En général, on ne se soumet à aucun traitement pour cette maladie. On trouve pourtant à Olanechti des eaux minérales fréquentées par un grand nombre de goîtreux du voisinage ; sont-elles iodurées et bromurées comme celles de Heilbrunn et de Hall, ou simplement muriatiques, comme celles de d'Échaillon ? Je l'ignore. Malheureusement, je n'ai eu connaissance de l'existence de cette source, oubliée sur la note qui m'a servi de guide dans mes voyages, qu'alors que je me trouvais loin du pays où elle se rencontre, car j'aurais été très désireux de la connaître. Si, conformément à des espérances légitimement fondées sur mes nombreuses recherches et sur une demande qui avait été adressée au gouvernement, même avant mon départ de la Valachie, j'avais pu retourner dans ces contrées avec une *mission officielle* qui m'était indispensable pour mettre une dernière main à des travaux inachevés, je n'aurais point manqué de visiter ses eaux et d'en rapporter quelques échantillons.

On a cru voir un phénomène d'antagonisme entre les tubercules et le goître, et on a regardé comme un attentat criminel les traitemens employés pour guérir cette dernière maladie chez des sujets prédisposés à la phthisie. Je ne saurais partager cette opinion, car j'ai vu, notamment au monastère d'Horézoul, au quartier de la Tsiganie ou des Bohémiens, plusieurs goîtreux atteints d'une tuberculisation pulmonaire très avancée.

Par contre, d'un autre côté, la prétendue coïncidence entre le goître et la pellagre, ne me paraît pas justifiée par mes recherches dans les Pyrénées-Orientales.

Dans plusieurs travaux récemment publiés, on fait apparaître assez rapidement cette maladie chez des individus qui, nés de parens sains, sont venus se fixer dans des vallées où cette dernière règne endémiquement. Il est bien entendu que je ne fais point allusion ici au *goître estival*, ou *goître épidémique* de MM. Nivet et Guyton. D'après mes observations, cette affection ne se montrerait pas ordinairement sur la première génération soumise aux causes qui la produisent; car l'absence du goître sur presque tous les moines et toutes les religieuses de tout âge, qui, nés la plupart dans la plaine, viennent habiter, pour le reste de leur vie, des monastères entourés de paysans et de Bohémiens goîtreux, prouve qu'il faut un temps assez long pour que cette difformité se développe.

Il me semble qu'on a beaucoup exagéré l'influence de l'iode comme *préservatif* du goître; ainsi, j'ai vu à Chaudes-Aigues, dans le Cantal, un assez grand nombre de goîtreux, et pourtant toute la population de cette ville est dans l'habitude de tremper sa soupe avec les eaux minérales du pays, qui renferment, par litre, jusqu'à 18 et 20 milligrammes d'iodures et de bromures, d'après une récente analyse.

Voici enfin une dernière remarque que je ne fais qu'énoncer ici, sans pouvoir lui donner les développemens qu'elle mérite : le *déboisement* des montagnes, mesure si désastreuse pour l'agriculture, m'a paru avoir fait diminuer considérablement le nombre des goîtreux et des crétins dans une foule de localités des Alpes carpathiques, en Moldo-Valachie, et sur plusieurs points des montagnes de l'Auvergne et des Pyrénées, en France, notamment au Mont-Dore et au village de Casteil, près des eaux du Vernet. Le déboisement des vallées de la Picardie amènerait incontestablement le même résultat.

Quand on étudie les causes de la diminution du goître dans les montagnes, il faut être prévenu, sous peine d'embarras et d'erreur, du fait que voici : c'est que, dans plusieurs localités situées dans des gorges profondes, *et possédant des établissemens thermaux*, on trouve très répandue cette opinion que le goître y diminue tous les jours, et même y a complètement disparu. Le plus souvent, c'est une croyance erronée, que l'intérêt a fait naître et propage : Dans ces pays, les cas de goître s'y développent aujourd'hui tout aussi fréquemment qu'autrefois ; seulement, on écarte les goîtreux ; ne voulant point affliger, par la vue de leur difformité, les baigneurs, dont la grande majorité, en général, ne partage pas le goût des Valaisans, qui regardent une volumineuse hypertrophie du corps thyroïde comme un complément de beauté.

XXI.

Étude sur les condamnés aux salines. — J'ai dit, dans une très courte notice, placée en tête de ce travail, que la Valachie possédait des mines de sel gemme d'une très grande richesse. La roche saline est coupée, puis extraite par des condamnés et par les *tchocanaches*, ou tailleurs de sel libre, appartenant à la population d'Ocna et de Téléga, villages *forcés* de livrer, au fermier des salines, la quantité de bras qu'il exige, non seulement pour le transport, mais encore pour la taille du sel, quand le nombre des condamnés ne suffit pas. Ceux-ci se divisent en deux catégories : les forçats à temps et les forçats à perpétuité. Les premiers descendent dans la mine le matin et en sortent le soir ; les autres sont enfermés, nuit et jour, dans la saline.

Désireux de connaître les conditions au milieu desquelles se trouvaient les prisonniers, ainsi que les habitans libres de Téléga et d'Ocna, et les affections particulières que ces conditions pouvaient faire naître, je me suis rendu, pendant le cours de l'année 1847, dans ces deux villages, distans de Bucharest, le premier de vingt-cinq, le second de soixante lieues.

Téléga est situé dans une gorge très étroite, d'une longue étendue, ayant la forme d'un tombereau russe, comme son nom l'indique, du reste. Dans le voisinage se trouvent des eaux sulfureuses, un grand nombre de sources et d'huile de pétrole. Le village d'Ocna est au bas d'un vallon, profondément creusé en entonnoir; son nom signifie *saline*.

Dans ces deux pays, le sel fossile est séparé de la surface du sol par des couches de marne, d'argile, de sable et de cailloux roulés qui m'ont paru avoir, ai-je dit, de vingt à vingt-huit mètres de puissance.

La roche est taillée en *bolovans* ou cubes, du poids de 180 à 250 kilogrammes. On les extrait et on les amoncèle autour des orifices des puits de la saline, ainsi que la poussière et les débris qu'on ne vend pas et qui, accumulés là sans cesse depuis un temps immémorial, constituent de véritables collines de sel soumises à l'action dissolvante des eaux pluviales. A côté de ces vastes dépôts de sel se trouvent de grands bassins d'eau très fortement salée, qui se forment quand les parois d'une saline venant à s'affaisser, les terres écroulées remplissent la cavité de de celle-ci et laissent à leur place un vaste entonnoir que les eaux du ciel et d'infiltration remplissent bien vite.

Lors de ma visite à Téléga, il y avait 200 forçats, dont 80 à temps et 120 à perpétuité; de plus, on y trouvait une garnison de 92 soldats et une population libre de 200 familles. A Ocna, j'ai compté 179 condamnés à temps, 183 militaires, et 250 familles appartenant au village.

J'ai examiné avec soin tous les forçats, interrogé les soldats et pris sur les populations de ces deux pays le plus de renseignemens qu'il m'a été possible. Malgré le danger de l'entreprise et les difficultés sans nombre qu'il m'a fallu vaincre, je me suis fait descendre, assis sur un bâton qui traversait un câble, dans les puits des salines dont les uns ont 100 et les autres 200 mètres de profondeur. Là, j'ai pu voir et examiner de près les condamnés à vie, étrangement surpris de ma visite et qui, heureusement, n'ont pas mis à exécution les sinistres projets dont on m'avait menacé (1).

Ce genre de condamnés devait m'offrir un sujet d'observations intéressant et neuf, car je ne sache pas qu'une étude pareille ait jamais été faite, ni qu'il soit possible de la faire ailleurs qu'en Moldo-Valachie. On a rapporté, il est vrai, qu'à Wieliczka, en Gallicie, les ouvriers, une fois entrés dans les salines, n'en sortaient plus, qu'il y en avait même qui étaient nés dans ces mines et n'avaient jamais vu le jour. Ce sont là autant de fables qui n'ont pas plus de fondement que l'histoire du moulin à vent et de la rivière d'eau douce dont quelques imaginations avaient gratifié cette même saline.

Ce que George Agricola (*De re metallicâ*, t. I, lib. 6) nous dit de l'excessive mortalité des mineurs transylvains, qui est telle, que leurs femmes sont souvent veuves et ont eu, quelques-unes d'entre elles au moins, jusqu'à six et sept maris, ne s'applique point aux mines de sel gemme. Ramazzini (*Mal. des artisans*) nous fait aussi une peinture extrêmement lugubre des dangers qui menaçaient les ouvriers aux salines de la ville de Cervia, sur les bords de la mer Adriatique ; mais ici, c'est moins l'influence du voisinage du sel que celle des miasmes marécageux, qu'il faut invoquer pour expliquer la fréquence des maladies mortelles, auxquelles ces travailleurs ne tardaient pas à succomber.

Chaque catégorie de forçats a une mine spéciale ; les tailleurs de sel libres travaillent avec les condamnés à temps. On taille la roche tous les jours, excepté les dimanches, les fêtes et le samedi, jour d'extraction des bolovans et des débris.

L'intérieur de la saline rappelle, par la forme, la cavité d'une carafe à large ventre ; il est tout à fait obscur et ne reçoit pas le plus petit rayon

(1) Le droit de visiter les salines n'appartient qu'aux boyards qui n'en ont jamais usé. Quant au danger attaché à cette sorte de descente aux Enfers, il a paru tel à un ingénieur allemand, que le gouvernement valaque avait fait venir pour indiquer et appliquer un meilleur système d'exploitation des mines, qu'il n'a pas eu le courage de l'affronter ; aussi est-il reparti pour son pays, renonçant à la mission qui lui avait été confiée.

de jour; aux heures de travail seulement, chaque mineur a une chandelle allumée. La température paraît y être uniforme en tout temps; mon thermomètre marquait 12°,50 centig. L'humidité, peu sensible, en général, dans les mines de sel gemme, y était pourtant assez grande lors de ma première visite; c'était alors, il est vrai, l'époque de la fonte des neiges.

Les condamnés ont constamment un très fort anneau au-dessus des malléoles de chaque jambe. Ces deux anneaux sont réunis entr'eux par une chaîne d'une longueur de 75 centimètres environ.

Leur nourriture *doit* se composer de 300 grammes de viande, les jours de travail; de 240 les autres jours et de 1,200 grammes de mamaliga. De plus, on *doit* leur donner, chaque jour, un demi-kilogramme de vinaigre pour la soupe de trente hommes. Le régime de la garnison est à peu près le même; on en excepte pourtant le vinaigre. Quant à celui des villageois, la mamaliga en forme, ici comme dans tout le reste du pays, la base à peu près exclusive.

Les forçats à temps couchent, les pieds fixés par des entraves, sur des planches dans la maison de force; les condamnés à perpétuité sur des nattes de jonc ou sur un peu de foin, le long des parois de la saline qu'ils occupent.

Ces préliminaires indispensables étant établis, voici ce que j'ai observé relativement à la santé de ces différentes classes de la population des Ocnes.

Les villageois de Téléga et d'Ocna sont généralement sains et vigoureux; ils sont exempts de fièvres intermittentes, comme du reste, tous les autres habitans des Carpathes. Le voisinage de ces grands dépôts de sel soit souterrains, soit à l'air libre, ne paraît avoir, pour eux, aucune influence fâcheuse et semblerait même les garantir de certaines affections; ainsi les scrofules y sont certainement moins fréquentes que dans les villages voisins. D'un autre côté, le choléra de 1831, qui n'a épargné que quelques étroits lambeaux du territoire valaque ne s'est montré ni à Téléga ni à Ocna; fait qui mérite d'être rapproché d'observations semblables faites en Russie, où les épidémies cholériques de 1831 et

1847 ont respecté Berdiansk, Mélitopol, Sarepta, etc., tous lieux entourés de salines.

La garnison de Téléga, composée de 92 militaires comptait 8 malades; celle d'Ocna avait 10 malades sur 183 hommes.

Maintenant passons aux condamnés. Les 80 forçats à temps de Téléga jouissaient tous d'une excellente santé, à l'exception de 4 d'entr'eux atteints de légères indispositions. Les 179 d'Ocna tous frais et bien portans, se trouvaient, sous ce rapport, dans les conditions les plus heureuses qu'il soit possible de rencontrer; je n'en excepte qu'un seul, pris d'une gastro-entérite peu grave. Ainsi le travail aux salines, loin d'être défavorable aux condamnés à temps, rend les chances de maladie moins nombreuses pour eux qu'elles ne le sont pour les militaires préposés à leur garde.

Chez aucun de ces individus, villageois, militaires ou condamnés, je n'ai observé de cas d'ophthalmie ou d'ulcération des paupières produites par la poussière du sel, comme on l'a signalé dans certains pays à salines.

L'examen des condamnés à perpétuité, qui ne se trouvent qu'à Téléga, nous présentera un tableau tout différent et bien autrement sombre. En effet, sur 120 forçats, 75 avaient été extraits de la mine et placés dans la maison de force des condamnés à temps, vu le degré avancé de leur mal. Ils étaient couchés côte à côte sur des planches, tourmentés par une toux sèche et incessante. Tous éprouvaient la sensation d'une masse lourde qui leur pesait sur la poitrine, et d'une main qui les étreignait à la gorge. L'auscultation et la percussion faisaient reconnaître chez eux, la présence d'un liquide abondant dans la cavité de la poitrine et du ventre; la face était boursoufflée, les yeux projetés en avant de l'orbite, le cuir chevelu lui-même était distendu par de la sérosité, infiltrée dans les mailles de son tissu cellulaire. Plusieurs avaient les gencives saignantes, des plaques violacées sur les membres et les signes évidens d'un scorbut avancé. Tous étaient arrivés à la période extrême d'une hydropisie générale; quelques-uns même étaient agonisans et près d'expirer.

Sur les 45 qui restaient dans la saline, 32 me présentèrent les mêmes symptômes, mais à un degré moins avancé; ils ne pouvaient plus se tenir debout et n'étaient pourtant pas considérés comme assez malades pour être extraits de la mine. Les 13 derniers, les seuls qui pussent encore travailler étaient tous plus ou moins souffrans.

Ainsi sur ces 120 condamnés à vie dont les *plus anciens ne se trouvaient dans les salines que depuis trois ou quatre ans*, tandis que la catégorie des forçats à temps m'a montré des individus bien portans qui comptent quinze et dix-huit ans de travaux aux mines; sur ces 120 condamnés, dis-je, 75 étaient atteints d'un mal arrivé à sa dernière période et prochainement mortel; 32 moins malades que les précédens, étaient cependant incapables de travailler; quant aux 13 derniers, ils usaient le peu de force qui leur restait à retirer du sein de la terre quelques blocs de sel, pour avoir droit à un peu d'eau-de-vie, à quelques pincées de tabac. Tous avant d'arriver à la mort, qu'ils invoquent comme le terme de leurs maux, ont à traverser, et ils ne le savent malheureusement que trop, une très lente et très douloureuse agonie. Supplice d'autant plus affreux, que le médecin n'est pas là pour apporter ses soulagemens et ses espérances. Les condamnés aux salines ont, comme les paysans des districts, un médecin *sur le papier* pour les soigner; mais il ne paraît jamais, sa visite n'étant pas nécessaire à ceux qui vivent dans les salines, *parce qu'ils ne sont pas assez malades*, et ne pouvant être d'aucun secours à ceux qui, vu la gravité de leur mal, en ont été extraits; *ceux-là sont trop malades*. Réponse textuelle qui me fut faite par un employé auquel je demandais quelques renseignemens.

Les femmes n'étant point envoyées aux travaux des mines, il ne m'a pas été possible d'étudier les modifications que la diversité des sexes peut apporter dans les résultats produits par le séjour continu des salines. Mais en examinant cette question au point de vue des races, nous trouvons que les Bohémiens résistent beaucoup plus longtemps que les Moldo-Valaques à cette influence meurtrière, ce qui me paraît tenir à une plus grande force d'énergie morale chez ces hommes qui, dans l'Europe orientale, toujours en lutte avec les milieux ambians, ne se laissent jamais dompter.

J'aurais voulu, pour rendre ces recherches aussi complètes que possible, avoir le droit de visiter de temps en temps les forçats, et la faculté de faire quelques autopsies ; mais, comme je l'ai dit ailleurs, une demande adressée, dans ce but, aux autorités valaques, ne fut point accueillie.

. . . .

L'horreur des souffrances éprouvées par la dernière classe de ces condamnés, avait fait sur moi une très pénible impression ; « il serait à souhaiter, disais-je, dans un *Mémoire adressé au gouvernement*, après mon retour en France, il serait à souhaiter que le supplice affreux du séjour continu dans les salines fût effacé du Code pénal de la Valachie. La peine de mort, appliquée immédiatement serait, pour ces malheureux, un châtiment bien moins cruel qu'une mort précédée de trois ou quatre ans d'angoisses et de tourmens. Cette pratique barbare, regardée peut-être comme utile, autrefois, au point de vue de la sécurité du pays, a perdu maintenant sa raison d'être, et par une meilleure organisation de la force publique et par les progrès naturels de la civilisation. Elle est, de plus, tout à fait contraire aux intérêts de la province, car elle enlève à l'agriculture une foule de villageois, obligés de faire le travail des nombreux forçats malades. » Je demandais alors que le séjour continu aux salines fût remplacé par le séjour aux heures d'exploitation seulement. Ma prière a été entendue et mon vœu exaucé : car, lorsque M. S—D...., notre consul général à Bucharest, se présenta pour faire entendre, au nom de l'humanité, la voix généreuse de son gouvernement contre la barbarie de ce supplice, le général Omer-Pacha, qui occupait depuis peu les provinces danubiennes, lui répondit que les salines des condamnés à perpétuité avaient été évacuées, par ordre du sultan, dès qu'il avait eu, en ses mains, les rênes de l'administration moldo-valaque. Belle leçon d'humanité donnée par le croissant à la croix grecque.

XXII.

Eaux minérales. — Les recherches nombreuses que j'ai faites dans un but d'exploration scientifique au milieu de ces immenses contrées, ignorées des savans et des touristes, et dont le nom seul commence à peine à être connu parmi nous, m'ont permis de rencontrer un grand nombre d'eaux minérales, disséminées sur la surface des provinces danubiennes.

Ces sources, que j'ai fait connaître dans un mémoire spécial adressé au ministère, et dont ce travail ne sera qu'un résumé, sont toutes froides dans l'une comme dans l'autre principauté ; celle d'Hango, la plus élevée en température, ne marque en effet, que 20° centigrades. Beaucoup plus nombreuses en Valachie, où elles se trouvent distribuées dans huit districts sur dix-sept qui composent toute la province, ces eaux sourdent presque toutes derrière les premiers plans des Carpathes. Je ne chercherai point à en donner une nomenclature, qui serait nécessairement imparfaite ; il me suffira de dire que la plupart sont sulfureuses, salées ou salines ; quelques-unes sont ferrugineuses. J'ignore, comme je l'ai dit ailleurs, si la source d'Olanechte est iodurée et bromurée, ou simplement muriatique. Plusieurs laissent dégager de l'acide carbonique, mais en trop faible quantité pour leur mériter une place parmi les eaux gazeuses.

Le district de Sacouïéni, le plus riche de tous sous ce rapport, renferme des sources minérales à Gornet, Broustourasch, Valéni, Alounichtou, Bobocht, Névoiasch, Bosca, Posechti, Souréni et Sibichiou, qui en possède de diverses natures.

Le district de Bouzéo présente des eaux minérales à Lopatar, Monostérou, Braieschti, Mont-Ivanchiou où s'en trouvent de différentes espèces, de même qu'à Niphon.

Le district de Voulchia nous offre des sulfureuses et des ferrugineuses à Calimanechti.

Le district de Slam-Rimnik possède Magoura ; celui de la Pracova, Téléga et Bréaza.

Le département de la Dimbowitza a des eaux à Serbanechti et Rotounda ; celui d'Argisioul compte Bradé et Olanechti.

Enfin, le district de Mouscheloul possède les sources de Bougéa. J'ai rencontré encore dans ce département deux autres sources auxquelles je ne sais quel nom donner : l'une salée, à trois quarts d'heure de marche au nord de la ville de Kimpo-Loungo, et sur les bords du Tirgo-Loui ; la seconde, à deux heures de la même ville, dans la direction ouest ; elle est sulfureuse et se trouve sur les bords de la Brouia.

Quelques-unes de ces sources sont à peu près perdues, mais il serait facile de les retrouver ; celle de Téléga, entre autres, auprès de laquelle on avait creusé un petit bassin, pour recueillir ses eaux, dans lesquelles les malades du voisinage venaient se plonger. Peu de temps avant mon arrivée, un débordement de la Télégi avait comblé cette piscine ; quelques minces filets d'une eau manifestement sulfureuse me firent seuls reconnaître l'emplacement du bassin, dont il n'existait, à cette époque, aucune trace apparente.

Les deux sources, saline et sulfureuse, de Niphon ont également disparu ; elles appartenaient au monastère du même nom. L'igumène, ou supérieur du couvent, importuné par les visites nombreuses qu'il devait aux vertus de ces eaux, eut l'idée, dans ces derniers temps, de détruire les canaux d'émergence de celle-ci.

Outre ces différentes eaux, la Valachie possède encore des sources d'huile de pétrole, des bassins d'eau salée à Téléga, et le grand lac de Natron, nommé *Balta-Alba*, dans le pays, qui mériteront de nous arrêter un instant.

La Moldavie, moins riche que sa sœur, au point de vue de l'hydrologie minérale, possède trois sources salines à Slanika et une à Vaéloutza ; des eaux sulfureuses à Strounga et Fountanelli, une ferrugineuse à Borka et des acidules gazeuses à Hango et Tcharo-Dorna.

La plupart de ces eaux ne sont connues que des habitans du district où elles se trouvent. Les malades de l'endroit viennent les boire et les plonger dans le bassin ordinairement creusé tout près du griffon de la source. Il n'y a d'eaux minérales, réellement fréquentées par un grand nombre de personnes, que celles qui ont auprès d'elles des maisons de bains, comme Slanika, en Moldavie, Bréaza, Calimanechti, Serbanechti, en Valachie.

La description d'un de ces établissemens, de celui de Calimanechti par exemple, le plus important de tous, suffira, je pense, pour donner une idée des ressources et des pratiques d'hydrólogie minérale que possèdent les principautés Moldo-Valaques.

Calimanechti. — Le village de Calimanechti se trouve au pied des monts Carpathes, sur la rive droite de l'Olto, à l'endroit où cette importante rivière, longtemps retenue dans les montagnes, en sort par un étroit passage pour se jeter dans les plaines de la principauté, qu'elle partage du nord au midi en deux parties inégales, la grande et la petite Valachie, et se perdre dans le Danube en face de Nicopolis.

Ce pays est à 190 kilom. de Bucharest, à quatre heures de marche au-dessus de la ville de Rimnik-sur-l'Olto, *Romula* des Romains, et à six heures de la Tour-Rouge de Trajan, sur la frontière autrichienne. Il est divisé en deux moitiés, qui sont à un quart d'heure de distance l'une de l'autre, et dont nous avons déjà parlé à l'occasion de l'étiologie du goître ; c'est dans leur intervalle que se trouve l'établissement des bains.

Ce dernier se compose de deux cabanes rustiques qui, comme toutes les maisons des paysans, étendent leur toit couvert de chaume et soutenu par des colonnettes en bois, de manière à abriter les baigneurs contre les eaux de la pluie et les ardeurs du soleil.

Chaque maison a six chambres, et chacune de celles-ci son cabinet de bain, dont elle n'est séparée que par un étroit passage, indispensable pour la facilité du service.

Les sources sont au nombre de trois. Leur point d'émergence se trouve dans une petite gorge du flanc méridional de la montagne, au pied de laquelle se trouve l'établissement, et à vingt minutes de distance de celui-ci. La moins éloignée s'échappe par de petites fissures des parois d'une cavité en entonnoir, creusée dans un bloc calcaire s'élevant au milieu même du ravin. Cette eau est très limpide, onctueuse, a une odeur d'œufs récemment cuits, m'a donné 15° centig., la température extérieure marquant alors 22 degrés, et ne sert qu'à la boisson. Tous les matins, elle est le rendez-vous de malades qui vont la boire, *defæcato corpore*, conformément à la recommandation donnée aux buveurs de Spa par Henricus ab Heer.

Plus haut, et à quelques minutes au-dessus de cette dernière, se rencontrent les deux sources exclusivement destinées pour les bains; l'une est à droite du ravin; elle est légèrement trouble, exhalant une odeur hépatique très prononcée; l'autre est presque en face et à gauche du ravin, et offre les mêmes caractères, quoique un peu moins tranchés. Comme la première, elles ont tous les deux 15°, et sourdent, comme elle aussi, des roches calcaires.

Ces deux sources sont réunies, et passant dans une rigole en bois, à ciel ouvert, qui, attachée aux flancs de la montagne, contourne les sinuosités du ravin, elles arrivent ainsi à l'établissement. Là, cette rigole, étayée à la hauteur de ce dernier, traverse chaque cabinet de bains, dans lequel elle se trouve percée, au niveau de chaque baignoire, d'un trou qu'on tient ouvert ou fermé à volonté, à l'aide d'un bouchon de bois.

L'eau de chaque bain est chauffée en plongeant dans la baignoire de gros cailloux préalablement exposés au feu ardent d'un four contigu à l'établissement. Je crois inutile de faire observer ici combien sont vicieux ces systèmes de conduite et de caléfaction de ces eaux.

Outre les douze baignoires, toutes en bois, de la maison de bains, le village en possède encore une dizaine. Les deux sources sont très peu abondantes ; elles seraient bien insuffisantes pour le service des douze baignoires de l'établissement et deux autres distribuées dans le pays, si un préjugé, qui a sans doute pour origine un motif d'intérêt et pour propagateur le fermier des eaux lui-même, n'avait conservé l'usage, à Calimanechti, de ne renouveler que très rarement l'eau du bain, pendant toute la durée d'un traitement de plusieurs semaines, et cela pour le plus grand bien des malades, auxquels on persuade sans peine que l'efficacité du remède est en raison directe de sa puanteur ! N'affirme-t-on pas à Barèges que les piscines seraient beaucoup moins efficaces, si l'eau qui les alimente était complètement vierge, et n'était pas à sa seconde et quelquefois troisième édition? Dans ce cas, il faut se demander si ce n'est point à cause du manque d'eau qu'on a mis en vogue, à Barèges comme à Calimanechti, ces diverses croyances qu'on ne trouve point auprès des sources d'une abondance supérieure à la quantité exigée par les besoins du service. Dans chaque établissement hydrothermal, l'intérêt, plutôt qu'une observation médicale exacte, a souvent introduit des opinions et des pratiques différentes des pratiques et des opinions en faveur dans d'autres établissemens de même nature, ainsi que j'ai essayé de le prouver dans un mémoire *sur les vices et les imperfections de l'institution actuelle des médecins inspecteurs*, etc. Aussi le professeur Alibert était-il parfaitement autorisé à dire : Que la science des eaux minérales était toute à refaire.

L'eau de Calimanechti éprouve de nombreux changemens : *sulfureuse naturelle* à son point d'émergence, elle n'est plus qu'une *sulfureuse dégénérée* quand elle arrive à l'établissement, pour devenir *sulfureuse accidentelle* dans la baignoire, à la manière des eaux de Louèche, c'est-à-dire par la décomposition que la sueur et les matières sébacées de la peau des malades exercent sur les surfaces contenues dans le liquide minéral.

Le traitement dure de trois à quatre semaines ; il se compose de 20 à 25 bains, et de deux verres d'eau ingérés chaque matin, dont on élève graduellement le nombre jusqu'à six ou huit. Dans les derniers jours, on remplace l'eau sulfureuse, ainsi associée aux bains, par l'usage de l'eau ferrugineuse, également en boisson, et dont une source se trouve dans la première moitié du village, où elle attire, chaque année, un certain nombre de personnes atteintes de diverses affections chroniques, et surtout beaucoup de convalescens de maladies aiguës.

Les eaux sulfureuses de Calimanechti jouissent d'une assez grande réputation ; elles sont très fréquentées par les petits boyards et les marchands qui ne peuvent faire le long et dispendieux voyage de *Méhadia*, dans la Hongrie, où une chambre de six pieds ne peut s'obtenir qu'à des prix fabuleux. Les rhumatismes, dartres, les obstructions abdominales sont très utilement combattus par les sources qui nous occupent. J'ai pu encore remarquer que les bronchites chroniques, et la phthisie à ses débuts, maladie rare en Valachie, étaient très heureusement traitées par leur usage ; ces eaux m'ont encore rendu de grands services, en les associant, comme je l'ai dit ailleurs, aux spécifiques contre les affections syphilitiques.

La saison dure trois mois et demi, du 1er juin au 15 septembre. Le bain et la chambre, qui n'a pour tout ameublement qu'un divan de lit en bois (1), se paient deux swanzigs (1 fr. 70 c.) par jour. Les baigneurs qui se trouvent dans le village ne donnent absolument rien au fermier des eaux ; celui-ci retire, dans ce cas, une petite redevance des paysans qui logent les baigneurs et leur fournissent une baignoire.

C'est le pope ou prêtre du village qui a la ferme de l'établissement de Calimanechti. Il mène de front ses fonctions sacerdotales et ses nombreuses occupations de fermier et de garçon de bain ; car n'ayant ni aide, ni domestique, c'est lui qui répare les rigoles, chauffe le four, lave les baignoires, les remplit d'eau, y plonge les cailloux brûlans, etc. De plus, il donne des consultations médicales, surveille les effets du traitement et dirige, enfin, comme on le voit, tous les détails de l'entreprise *consilio manuque*. Le prix de sa ferme est de 15 kilogrammes environ de cire par an, qu'il doit fournir au monastère de Cozia, auquel les sources appartiennent.

Les environs de Calimanechti sont charmans. Les Valaques pourraient faire là des promenades agréables et intéressantes, s'ils étaient moins ennemis de tout exercice et moins amoureux du *kief*, doux *farniente*

(1) Ceci ne doit pas surprendre dans un pays où il n'existe ni auberges, ni diligences. En effet, chacun a sa voiture de voyage, qui est la même pour tous, pour le grand boyard comme pour le petit commerçant ; à deux chevaux pour celui-ci, à huit ou douze pour celui-là. C'est une carriole longue, sans siége, appelée *caroutça* ou *braschova*, du nom du pays où on la fait. Les matelas et les coussins qui la garnissent, et qui sont indispensables pour amortir les secousses d'une route parcourue avec une rapidité inconnue à nos chaises de poste, sont étendus, le soir, sur le divan de bois de la première cabane venue, et c'est sur eux que le voyageur passe la nuit.

auquel ils s'abandonnent volontiers, tenant la pipe d'une main et le tesbith de l'autre.

Situé sur la voie trajane de la Dacie alpine, ce village est en tête de ce défilé remarquable, témoin d'un si grand nombre d'expéditions et de rencontres guerrières, depuis les luttes des Daces et des Romains, jusqu'à des événemens qui ne datent que de quelques années. C'est par là que les croisés se rendirent à Nicopolis; c'est la grande route d'Orient pour les peuples de l'Europe centrale. Ce passage se termine à la *Tour-Rouge de Trajan* et présente, dans les mille sinuosités d'un parcours de vingt-cinq kilomètres environ, un spectacle aussi varié qu'imposant par la hauteur et les diverses découpures des montagnes, la richesse de la végétation, les cascades et les grondemens du torrentueux Olto. Sur la rive droite de cette rivière se trouve le monastère de Cozia, un des plus riches de la principauté. Construit au milieu du défilé, sur l'emplacement de l'ancienne forteresse de Coziana, bâtie par les Romains, il fut restauré par les soldats de Charles XII, roi de Suède, et se trouve à trois quarts d'heure seulement de l'établissement des bains.

Sur l'autre rive, et presque en face de Cozia, la montagne se termine par un roc escarpé. Le plateau qui le couronne et sur lequel on n'arrive qu'après deux heures d'ascension, présente quelques ruines romaines et porte le nom de *Fouichor Traïanoului, pavillon de Trajan;* la tradition place là une tour qui devait probablement servir de vedette au fort de Coziana. De ce point, en effet, un immense panorama s'offre à la vue; l'œil plonge à la fois et dans les vastes plaines de la Valachie et dans les sombres profondeurs du défilé; de là encore le regard se promène sur les croupes ondoyantes des Alpes carpathiques, dont les cimes les plus élevées sont couvertes de neiges éternelles.

Enfin, devant Calimanechti même, et au milieu de l'Olto, existe une île délicieuse appelée par les Valaques *Ostrovoul*, *l'île*, et à laquelle on s'est cru le droit de donner, dans ces derniers temps, le nom de *Sergio-Dava*, ville romaine de la Dacie, dont les historiens et les géographes modernes ignorent l'emplacement, mais dont Auguste de Gerando, dans son *Voyage chez les Madgyars hongrois*, place les ruines à

Vezel, en Transylvanie. Cette île est allongée dans le sens du cours de la rivière; un quart d'heure de marche suffit pour en parcourir le plus grand diamètre; elle sert de pénitencier pour les femmes condamnées aux travaux forcés à perpétuité. Ces dernières étaient au nombre de vingt lors de ma visite; toutes paraissaient jouir d'une excellente santé; on les occupe à faire de la toile, des tapis de laine, etc. Elles sont sous la garde de deux dorobantz ou gendarmes et de quinze religieuses dont la Staritza ou supérieure, de la famille des boyards Brathiano, de Pitesti, fait aux voyageurs les honneurs d'Ostrovoul de la manière la plus gracieuse. Trois maisonnettes pour les condamnées, une maison pour les religieuses et une petite église sont les seules constructions de l'île, qui se fait remarquer par des peupliers, des hêtres, des aunes d'une grande beauté, et par sa situation qui est des plus heureuses.

Les eaux minérales agissent comme moyen à la fois hygiénique et médicamenteux. Certainement l'aspect d'un riant paysage, la vue d'une belle cascade n'ont jamais guéri ni une dartre, ni un rhumatisme, pourtant il n'est pas indifférent pour les malades que les sources et les maisons de bains se trouvent dans tels ou tels lieux. Il est indubitable, au contraire, qu'un pays salubre, accidenté, riche d'une belle végétation, fécond en souvenirs historiques, doit, en réveillant des idées heureuses, en multipliant les distractions, en invitant à la promenade, même les plus paresseux, prêter à l'action bienfaisante des eaux le concours le plus puissant. Je crois que c'est en grande partie à la réunion de pareils avantages que Calimanechti doit sa réputation et le nombre des guérisons qu'on y enregistre tous les ans, malgré l'état de primitive enfance dans lequel se trouve son établissement.

Bréaza. — La maison de bains de Bréaza, près de la petite ville de ce nom, est à 90 kilomètres de Bucharest et dans le district de la Bracova. Elle a été construite il y a une vingtaine d'années, sous Alexandre Ghika II, alors prince régnant et sur une terre qui lui appartenait. On y trouve deux bassins principaux, où plusieurs personnes peuvent prendre des bains à la fois. Il y a de plus quelques autres petits bassins séparés. Cent ou cent vingt personnes peuvent s'y baigner chaque jour. Il y avait autrefois un petit hôpital pour recevoir les indigens ; depuis la chute d'A. Ghika cet établissement a perdu de son importance.

On vante les eaux sulfureuses de Bréaza contre les rhumatismes, les éruptions herpétiques, les engorgemens abdominaux, la goutte et surtout contre les maladies qui sont sous la dépendance des hémorrhoïdes.

Je ferai remarquer, pour réduire à leur juste valeur certaines propriétés attribuées aux eaux de Bréaza, que les médecins de l'école allemande, nombreux dans les principautés, et les Valaques, comme tous les Orientaux, voient très facilement : les premiers, une maladie goutteuse, les autres, une affection hémorrhoïdale là où les doctrines françaises enseignent à ne reconnaître qu'un rhumatisme ou à une simple rhumatalgie.

Serbanechti.— L'établissement de Serbanechti se trouve dans le voisinage de Tirgowitz, ancienne capitale, à 80 kilomètres environ de Bucharest. Il renferme quatorze appartemens de baigneurs, composés chacun de deux pièces fort propres, mais n'ayant pour tout meuble qu'un bois de divan.

Cette maison de bains n'a, comme la précédente, qu'une vingtaine d'années d'existence, et voici à quelle circonstance elle a dû sa création. L'armée russe occupait à cette époque, comme aujourd'hui, les principautés, et ses ingénieurs parcouraient et exploraient celles-ci dans tous les sens. L'un de ces officiers apprit au vieux boyard Bellio que, dans la terre de son voisin, devaient se trouver de riches sources minérales ; une partie de cette terre, en effet, nommée *pouchiosa*, *puante*, exhalait des odeurs fétides extrêmement prononcées. Le boyard s'empressa d'acheter ce terrain, le fit sonder, des eaux sulfureuses jaillirent du sol, et l'ancien propriétaire ne se douta de la richesse renfermée dans le lambeau de terre récemment vendu par lui, qu'après la construction du pavillon des bains.

Les développemens dans lesquels je suis entré, en décrivant l'établissement de Calimanechti, me dispensent de donner ici plus de détails.

Bassins d'eau salée aux mines de sel gemme. — Ces bassins se forment quand une saline ou carrière de sel venant à s'affaisser sur elle-même, les eaux pluviales et d'infiltration s'amassent et se saturent de sel dans la grande cavité en entonnoir, creusée à la surface du sol par l'éboulement de la calotte ou voûte de la carrière. Ces réservoirs sont le rendez-vous de beaucoup de malades ; on n'y vient en général que pour des affections strumeuses ou rhumatismales. J'ai vu là un grand nombre de personnes, des enfans scrofuleux, entre autres, qui se plongeaient dans ces bassins et s'y livraient à l'exercice de la natation ; tous paraissaient en retirer les plus grands avantages.

Sources d'huile de pétrole. — La Valachie possède, dans le district de la Pracova et dans le voisinage de la ville de Kimpina, spécialement, des sources nombreuses d'huile de pétrole, nommée *Peucoura*, dans la langue du pays. J'ai vu, sur tout le flanc oriental d'une montagne, dont la base est arrosée par la Doftana, sourdre une multitude de filets de ce liquide auquel l'eau sert toujours de véhicule. On recueille cette huile dans de petits puits ou bassins ; ceux-ci sont nombreux et rapprochés, et la végétation de leur étroit pourtour si belle qu'elle rend ce dernier invisible, aussi n'est-ce pas sans de grandes précautions, sous peine de courir le risque de prendre un bain de bitume, qu'il faut se hasarder à parcourir ce revers de montagne. J'ai encore rencontré dans le vallon de Téléga deux sources d'huile de pétrole, et l'on m'apprit que, l'année d'auparavant, les débordemens de la Télégi en avaient fait disparaître plusieurs. Les sources de Kimpina, qui fournissent environ 100 kilog. de bitume par jour, et celles des bords de la Télégi sont tout près des mines de sel gemme de Téléga. L'association de l'huile de pétrole avec le sel fossile ou des sources salées, a été notée en France, en Italie, dans les Carpathes galliciennes, sur les bords de la mer Caspienne et dans l'Amérique du Nord, sans que les géologues aient pu encore en donner une explication satisfaisante.

Ce liquide sert à goudronner le câble de paille auquel le factionnaire des portes militaires sur le Danube, met le feu, en cas d'alarme ; il est d'un emploi général en Moldo-Valachie, Transylvanie, Hongrie, etc., pour graisser les roues des charriots et panser les pieds malades des chevaux. Les paysans en ont toujours avec eux une provision dans ce double but, mais à ma connaissance ils l'emploient rarement dans leurs cas de maladie ; j'ai pourtant vû à Kimpina, deux individus, assis sur le bord d'un puits de pétrole, plonger leurs jambes, jusqu'au genou, dans le liquide, moitié aqueux et moitié bitumineux, qu'ils agitaient de temps en temps, pour opérer le mélange de ses deux élémens. Curieux de savoir dans quel but ces paysans prenaient un bain de pied, d'une nouvelle espèce pour moi, je m'approchai d'eux et les questionnai : l'un avait un eczéma chronique aux jambes ; c'était la sixième fois, depuis quinze jours, qu'il venait à ces sources ; leur usage n'avait encore déterminé chez lui autre chose que plus de rougeur et plus de chaleur dans la partie malade, et un genre de cuisson différent de celui qu'il éprouvait avant. L'autre portait un psoriasis guttata général et abondant surtout aux membres inférieurs ; je lui demandai pourquoi il ne prenait pas un bain entier ; il me répondit que la *Peucoura n'était bonne que pour les maux des pieds*. Ce malade dont les jambes allaient beaucoup mieux et qui fréquentait ces bains pour la seconde année, me cita la guérison, par le même moyen, d'une plaie ancienne, au-dessous du genou, chez un de ses parens. Vitruve et Pline avaient déjà parlé de l'influence heureuse de l'huile de Pétrole, de Carthage et d'Agrigente, dans le traitement de la gale des hommes et des animaux ; plus tard, Alcadinus et Elysius l'ont encore vantée contre la lèpre et diverses maladies de la peau. Une autre fois encore j'ai vu employer le même liquide : un pâtre transylvain, que je rencontrai sur les bords du Danube, en ajoutait, pour chasser les moustiques, me dit-il, à la pommade composée de graisse, de suie et d'un peu de mercure dont se frottent le corps, pour se garantir de la vermine, tous les *Mockans* ou bergers de la Transylvanie, qui, à la tête d'innombrables troupeaux, vivent dans les steppes de l'Europe orientale et de l'Asie, ne connaissant jamais d'autre toit que la voûte des cieux, d'autre lit que le sol de la terre et d'autres vêtemens que leurs peaux de mouton.

Je n'ai point rencontré aux environs de Kimpina, de dégagemens gazeux, ni de sources gazeuses ; peut-être en existe-t-il. Je signale ce fait parce que, à Gabian, en France, on trouve dans le voisinage de la source bitumineuse, les eaux gazeuses de Cadaplès, qui, n'ayant pas l'*invariabilité* de volume, de composition, de température et de limpidité d'une eau minérale proprement dite, me paraissent être *minéralisées accidentellement* par le même travail de distillation qui amène le bitume à la surface du sol. Les *eaux minérales accidentelles*, au nombre desquelles on peut comprendre l'*eau piq*, ou source Sainte-Marguerite, au Mont-Dore, et un grand nombre de sources de la vallée du Rhin, font le pendant des *thermales simples*, d'Anglada, que l'on pourrait encore appeler *thermales accidentelles*.

Balta-Alba. — Balta-Alba ou *marais blanc*, est un grand lac dans le district de Slam-Rimnik, à 180 kilomètres de Bucharest, 20 de la ville de Rimnik-Sarat et 30 de la frontière moldave. Il est allongé, présente un circuit de 15 kilomètres environ et une distance de 250 mètres en moyenne, d'une rive à l'autre et a une profondeur de 3 mètres environ dans son milieu. Ses environs abondent en *salicornia* et *salsola-soda*, et ses bords sont couverts de nombreuses efflorescences salines blanches.

Ce lac est situé sur la propriété de M. Constantin Balaschiano, qui a fait construire récemment un immense établissement où chaque chambre se paie cinq swanzigs (4 fr. 25 c.) par jour, et une série nombreuse de cabanes pour recevoir les malades dont le nombre s'est élevé, en 1847, à douze ou quinze mille. A cette époque, beaucoup de personnes étaient aussi logées à Gradichta, village distant d'une heure et demie de Balta-Alba, où elles se rendaient chaque matin en voiture.

On prend l'eau de Balta-Alba en boisson et en bains, ses boues, très énergiques, sont également employées.

L'eau a un goût salé et amer, répand une légère odeur d'acide sulfhydrique et purge modérément à la dose d'un verre ou deux.

Les boues que l'on recueille sur les bords et au fond du lac ont une odeur sulfureuse et marécageuse très prononcée; d'une couleur d'un brun-verdâtre, elles offrent d'abondantes efflorescences salines blanchâtres après leur exposition au soleil.

On prend ordinairement de douze à vingt bains d'une durée d'un quart d'heure à une demi-heure. Souvent on est forcé de les suspendre par la vive irritation qu'ils déterminent à la peau. Cette *poussée* ne consiste pas seulement en de larges plaques roséoliques ou en une vésiculation miliaire, comme on l'observe dans la *psydracia thermalis,* mais elle est souvent caractérisée par une éruption pustuleuse nettement tranchée. J'ai vu, entr'autres, un Français avoir, à la suite de huit bains pris pour une affection rhumatismale, tout le corps couvert de larges pustules d'impétigo. Effrayé par cette apparition, il quitta précipitamment Balta-Alba et vint me consulter. Quand je le vis, ses pustules étaient très nombreuses, et chacune d'elles placée au centre d'une large plaque érysipélateuse; ce malade avait une soif vive et une fièvre ardente; celle-ci, distincte de la *fièvre minérale* ou de *saturation,* était symptomatique de l'appareil inflammatoire du tégument externe.

Quand on fait usage des boues, on en couvre la partie malade et on l'expose ensuite au soleil, conseil déjà recommandé dans Pline, en cas semblable. La région sur laquelle on les a appliquées ne tarde pas à s'échauffer et à rougir; quelquefois même l'irritation est telle qu'elle détermine la formation de larges phlyctènes.

Depuis longtemps les paysans de Slam-Rimnik se rendaient à Balta-Alba pour la guérison des scrofules, des rhumatismes, des gonflemens articulaires et des engorgemens viscéraux, résultat des fièvres intermittentes. Ce ne fut qu'en 1844 et 1845 que ces eaux virent leur réputation s'étendre hors du cercle étroit dans lequel elle avait été enfermée jusqu'alors; depuis, elles ont pris une faveur qui tient de l'engoûment.

En 1845, trois de mes malades se rendirent aux eaux de Balta-Alba. Le premier était un Arménien âgé de 36 ans, qui avait eu, à différentes reprises, les fièvres d'accès; son teint était pâle et sa face bouffie. Une collection séreuse commençait à se faire dans la cavité péritonéale. Le foie était très hypertrophié et la rate présentait une étendue de 10 centimètres dans le sens vertical. Cet homme s'était soumis inutilement à l'usage des eaux de Carlsbad et de Méhadia. Fatigué de ces divers traitemens, dont il n'avait retiré aucun avantage, et ne voulant point se soumettre à l'emploi du sulfate de quinine, associé aux sels de Carlsbad, que je lui avais d'abord proposé, il partit pour Balta-Alba, en prit les eaux en bains, au nombre de vingt, et en boisson, à la dose d'un à trois verres par jour. A son retour il avait les apparences d'une santé parfaite ; le plessimètre indiquait cependant encore une rate de 8 centimètres et demi de hauteur.

Le second malade est un jeune homme de 17 ans, tourmenté pendant son enfance par des gourmes et des tumeurs sous-maxillaires, de nature scrofuleuse. Depuis plusieurs années il avait une carie des os du tarse du pied gauche. Plusieurs plaies fistuleuses, souvent saignantes et par lesquelles s'étaient échappées, à différentes reprises, des esquilles osseuses, existaient sur le devant et en dedans de l'articulation tibio-tarsienne. La marche était impossible depuis dix-huit mois, sans le secours des béquilles. La poudre de Plummer, le chlorure de baryum, l'huile de foie de morue, etc., avaient été sans succès contre cette affection, qui faisait tous les jours de nouveaux progrès. Ce malade commençait un traitement par l'iodure de fer quand on lui conseilla de se rendre à Balta-Alba. Là, suivant les avis d'un paysan, il appliqua d'abord sur son pied des compresses trempées dans l'eau minérale ; plus tard, il prit des bains locaux, puis généraux, et finit par employer la boue du fond du lac sous forme de cataplasmes, mais il ne put la supporter. Ce traitement fut interrompu à différentes reprises, car il déterminait une excitation telle, dans les parties souffrantes, que le malade était complètement privé de sommeil. Une suppuration abondante survint, et après six semaines de courage et de persévérance ce jeune homme obtint une guérison complète. Je le revis un mois après, il avait abandonné ses béquilles et tellement gagné en chair et en couleurs que j'eus de la peine à le reconnaître.

Le troisième fait, moins remarquable, est relatif à une dame grecque, de 38 ans, atteinte depuis treize mois d'une sciatique, rebelle à une foule de moyens employés contre elle, qui disparut complètement sous l'influence des eaux et des boues de Balta-Alba.

Depuis lors des faits analogues s'étant montrés à mon observation, je n'ai point hésité à proclamer les propriétés curatives de ces eaux, et à recourir à elles, dans divers cas où elles m'ont rendu de grands services. De leur côté, mes confrères de Bucharest ayant fait des observations semblables aux miennes, en ont agi de même : aussi, Balta-Alba qui, en 1845, n'avait reçu la visite que de quelques centaines de malades, de quelques mille, en 1846, est-il devenu depuis le rendez-vous général de presque tous les malades de la principauté et des provinces voisines.

Les eaux et les boues de Balta-Alba sont d'une grande efficacité :

1° Contre toutes les affections chroniques liées à un état scrofuleux : telles que : engorgemens glandulaires, gonflement et carie des os, tumeurs blanches articulaires, écoulemens muqueux divers, etc.

2° Contre les différentes maladies placées sous la dépendance d'un principe rhumatismal : rhumatismes musculaires ou articulaires, à l'état chronique ; paralysies rhumatiques ; sciatiques anciennes ; enfin contre cette série si variée de névralgies et de rhumatalgies des membres ou des viscères, dont le siége et la marche sont extrêmement variables et le nombre considérable dans les pays dont l'étude nous occupe en ce moment.

3° Contre les hypertrophies du foie et de la rate, et les hydropisies commençantes, consécutives aux fièvres d'accès.

4° Enfin, toutes les fois que les tissus ont perdu de leur tonicité ; toutes les fois aussi qu'il faut déplacer un travail d'irritation chronique dans un organe profond.

Ces eaux m'ont paru devoir être contr'indiquées quand il y a excitation générale dans l'organisme, ou un état voisin de l'inflammation dans la partie malade ; quand il existe des tubercules pulmonaires, à quelque degré qu'ils soient de leur développement; quand il y a menace de congestion au cerveau ; dans les paralysies, suite d'hémorrhagie cérébrale; quand il existe des tumeurs hémorrhoïdales ayant de la tendance à s'enflammer ; dans les cas de leucorrhée liée à un état de sub-inflammation de la matrice, et s'accompagnant de temps en temps de métrorrhagie, etc., etc.

Un grand nombre de fois on a trop *avivé* à Balta-Alba les maladies chroniques ; on a dépassé la dose de surexcitation qui, dans de certaines limites, est utile à la guérison, mais qui, trop forte, doit amener des accidens facheux. Ainsi pour ne citer qu'un exemple : Un jeune homme atteint d'un écoulement purulent du conduit auditif, avec perte considérable de l'ouïe de ce côté, voulut, à l'exemple d'un pope qui s'était guéri d'une surdité presque complète, datant depuis trois ans, par l'application de la boue de Balta-Alba en cataplasme sur la tête, voulut, dis-je, recourir au même moyen ; mais bientôt une inflammation vive se déclara dans l'oreille interne, accompagnée de fièvre et de délire et mit les jours du malade dans le plus grand danger.

On a reproché aux eaux de Balta-Alba :

1° De donner la fièvre d'accès ;

2° De faire naître l'affection rhumatismale ;

3° De ressusciter les maladies vénériennes.

Examinons rapidement si ces différentes accusations sont fondées.

1° Les fièvres intermittentes ont été communes, il est vrai, à une certaine époque, mais Balta-Alba n'étant point dans les montagnes, doit, par sa situation, partager le sort de toutes les parties du territoire valaque qui appartiennent à la plaine et qui toutes sont éminemment fiévreuses. Une double circonstance explique encore la fréquence de la fièvre d'accès qu'on y a remarquée : d'un côté c'est le long séjour que beaucoup de malades faisaient dans le lac : la plupart d'entr'eux, affaiblis par des affections chroniques, n'avaient pas la force de réagir contre l'impression d'un froid trop longtemps prolongé ; on comprend tout de suite, l'influence d'une pareille cause dans une contrée marécageuse, et sur des personnes ayant eu, pour la plupart à différentes reprises déjà, la fièvre intermittente. Une autre raison explique encore l'apparition de cette dernière : c'est l'habitation insalubre de beaucoup de baigneurs ; en effet, le nombre de ceux-ci a été si considérable et tellement au-delà des prévisions du propriétaire de l'établissement, qu'on a été forcé de bâtir à la hâte, le long des rives du lac, des cabanes à l'aide d'un clayonnage tapissé de boue; l'humidité de ces logemens, élevés sur un terrain vaseux, et tout récemment remué, rend compte, plus que suffisamment, d'une certaine quantité de fièvres d'accès observées à Balta-Alba.

2° La dernière cause que je viens de signaler, c'est-à-dire l'humidité des cabanes occupées, pour la plupart, avant leur entière construction, nous explique encore le grand nombre d'affections rhumatismales qui se sont développées parmi les baigneurs. Les eaux du lac, impuissantes pour guérir ou même pour soulager ces rhumatismes, de fraîche date, qu'elles exaspéraient au contraire, le plus souvent, les eaux, dis-je, ont été accusées, à tort, d'avoir déterminé ces maladies.

3° Enfin, l'usage des eaux de Balta-Alba a-t-il fait revenir des maladies vénériennes qui auraient disparu depuis longtemps? Ce reproche n'a pas plus de fondement que les deux autres. En effet, si sous l'influence des eaux, quelques inflammations urétrales, près de s'éteindre, sont revenues à l'état aigu; si certaines blennorrhées, dont on ne se préoccupait plus, ont fourni, à la suite des bains, un écoulement abondant, cela n'a rien de bien surprenant. Le chiffre de ces cas a paru, il est vrai, très considérable, mais le nombre des individus, porteurs de pareilles affections, est aussi extrêmement grand dans les deux principautés.

Maintenant, je dis plus : loin d'avoir fait renaître les écoulemens taris depuis longtemps, Balta-Alba en a, au contraire, fait disparaître beaucoup qui semblaient devoir être interminables, comme le fait l'usage des eaux sulfureuses, qui constitue, dans ces cas, une méthode populaire à Naples. Quelques angines tonsillaires, contractées sous l'influence d'un bain trop froid, du vent ou de l'humidité des habitations, ont éveillé, chez certaines personnes promptes à s'alarmer, l'idée de chancres à la gorge. Enfin, une éruption abondante de vésicules et de pustules, résultat salutaire de l'action des eaux, a été prise quelquefois pour une affection syphilitique secondaire, syphilide que nous provoquons quelquefois à nos sources sulfureuses dans le but d'éclairer un diagnostic douteux. On a été même plus loin : un de mes malades prétendait, à sa grande satisfaction, que la *force* des eaux de Balta-Alba, plus merveilleuses en cela que l'eau du Pouhon, qui, au dire d'un seigneur de Pigrai, fait rendre entiers par les urines les grains d'anis qu'on avale en la buvant, *avait fait sortir de son corps une foule d'insectes.* Tous les efforts de ma logique ne purent ébranler la ténacité de sa conviction à cet égard; il me fut impossible de lui faire admettre une autre origine à l'existence trop réelle des nombreux parasites dont il était pourvu. Quand Lucas disait à Vichy : *mes eaux dégagent l'inconnu,* il ne voulait sans doute pas faire allusion à une apparition semblable. A l'occasion d'un fait identique, j'ai trouvé la même opinion invinciblement fixée dans l'esprit d'un ancien militaire aux eaux de ..... Je ne veux point nommer cet établissement, dans la crainte d'en éloigner les personnes qui, ne partageant point les théories de nos deux malades, n'en auraient que plus de répugnance pour l'usage d'une eau arrivée à une troisième ou quatrième édition, revue, déminéralisée et considérablement salie.

Les eaux de Balta-Alba sont extrêmement énergiques; les guérisons remarquables qu'elles ont opérées et les accidens formidables déterminés par elles, dans certains cas, le prouvent suffisamment; je n'en connais pas d'aussi puissantes dans toute la Moldo-Valachie. Demandons-nous maintenant quelle peut en être la nature. Pour résoudre cette question, nous invoquerons le secours de l'analogie et de l'induction, ne pouvant donner les résultats d'une analyse chimique bien faite :

On trouve dans l'Europe orientale un très grand nombre de lacs salés, qui se partagent en deux classes bien distinctes :

1° Ceux qui complètement isolés de la mer ou en communication, apparente ou non avec elle, ont spécialement pour principe minéralisateur le sel commun. Ils sont nombreux dans la Russie méridionale ; beaucoup sont en exploitation aujourd'hui dans ce pays et sur le littoral de la Bessarabie. Hommaire de Hell, récemment enlevé à la science, en a découvert même au centre des grandes îles formées par le delta du Danube (*Les steppes de la mer Caspienne,* t. III, p. 412). Les Russes leur ont donné indistinctement à tous le nom de *Limanes,* mot que les Tatars, de la Mer caspienne, avaient créé pour l'appliquer seulement à ceux qui sont en communication évidente avec la mer; le mot *timanes* est donc probablement une corruption du mot λιμήν, port.

2° La seconde classe de lacs salés comprend ceux qui renferment une grande quantité de natron, ou carbonate de soude natif. Ils sont très nombreux dans la Hongrie, aux environs de Débretzin.

Au point de vue géographique, Balta-Alba se trouvant placé entre les uns et les autres, on ne saurait *à priori*, d'après cette seule considération, lui assigner une place soit parmi les premiers, soit parmi les seconds. Mais il n'en est pas de même, et notre embarras cesse, si nous examinons cette question au point de vue géologique. En effet, le lac valaque, comme les lacs hongrois, se trouve aux pieds des Carpathes et comme eux dans le voisinage, de grandes masses de sel gemme et de carbonate calcaire qui, par leur double décomposition, déterminent la formation du carbonate de soude, d'après la théorie donnée par Bertholet pour les lacs de natron d'Egypte. Enfin une dernière similitude que je trouve entre ces différens bassins salés, c'est le nom qu'on leur a donné : *Balta-Alba* ou *marais blanc*, est en effet la traduction de *Fejer to*, dénomination que portent les lacs de natron des environs de Débretzin et qui est due aussi à l'abondance des efflorescences salines blanches de leurs bords, ou même de leur fond quand ils sont à sec.

De l'ensemble de ces faits et de ces considérations, il résulte pour moi cette conclusion : que Balta-Alba est *très probablement* un lac de natron.

Maintenant il va sans dire que le chlorure de sodium doit se trouver, ici, en quantité, comme dans tous les lacs de natron de l'Egypte, de la Perse, de la Hongrie, du Mexique, etc. Des sulfates doivent également s'y rencontrer, et c'est, je pense, à leur décomposition par des substances organiques que les eaux, et surtout les boues de Balta-Alba, doivent leur odeur sulfureuse très prononcée.

Les Valaques ont, comme les Romains leurs ancêtres, une grande confiance dans les sources minérales qu'on a si justement qualifiées d'*Arcana dei miraculis plena*. Presque tous les grands boyards se rendent, pendant la belle saison, dans quelque établissement thermal de la Hongrie ou de l'Allemagne, qu'ils soient malades ou bien portans ; dans le premier cas, pour obtenir la guérison de leur mal ; dans le second pour *clouer ce bienheureux état* de santé, suivant l'expression employée à Vichy, par Mme de Sévigné. Leurs eaux de prédilection sont celles de Méhadia, consacrées autrefois *herculi et veneri*, comme le témoigne une inscription romaine, et dans lesquelles ils ne manquent pas d'aller se plonger de temps en temps, dans le but de retremper leurs forces épuisées (1) ; puis celles de Carlsbad et de Marienbad, qui, par les sels de manganèse et autres qu'elles renferment, ont une action spéciale sur les sécrétions du foie, si souvent hypertrophié chez eux, et sur le système hémorrhoïdaire, objet de toute leur préoccupation. Les commerçans et les petits boyards ne sortent pas de la province, mais ils vont presque chaque année, faire un séjour de plusieurs semaines, auprès de quelque source favorite. Tous boivent sans fatigue et sans dégoût, des quantités considérables de liquide minéral qui auraient lieu d'étonner si l'on ne savait que ces eaux sont absorbées avec une grande facilité par une sorte de mécanisme d'*entraînement*, pour pénétrer dans les plus petites cellules et imprégner les plus infiniment microscopiques fibrilles, ce qui faisait dire à Van-Swieten : qu'elles étaient *mobiles facile per omnia vasa corporis*, et à Bordeu, en parlant des Eaux-Bonnes qu'elles *heurtaient à toutes les portes et dégageaient tous les sécrétoires* (2).

(1) L'établissement de Méhadia est le plus célèbre de toute l'Europe orientale ; j'ai vu employer, là, une méthode d'application des eaux minérales inconnue parmi nous, et que j'ai décrite ailleurs. *Mémoire sur la source et sur le pavillon de Josephs Brunnen.*

(2) Les exemples d'*entraînement* sont fréquens : la vapeur d'eau entraîne l'acide carbonique dans les fours à chaux et favorise ainsi la décomposition du carbonate calcaire. Le même fait d'entraînement par la vapeur d'eau a été appliqué par M. Elie de Beaumont à l'explication de la cristallisation des corps fixes dans les filons, etc. En médecine, on pourrait trouver un grand nombre de cas, du même genre, empruntés à des expériences diverses et dus à des corps *entraînans* de nature variée ; je me contenterai de rapporter le fait suivant, que nous devons aux recherches d'un savant bien connu, de M. Claude Bernard : « Les sels de fer ne passent jamais dans les glandes salivaires ; si on les mêle à l'iodure de potassium, celui-ci s'empare d'eux

Il n'existe point en Valachie comme chez nous, de médecins-inspecteurs des eaux, ni de praticiens, si nombreux en Allemagne, qui se vouent exclusivement à la clientèle des établissemens d'hydrologie minérale.

NOTA. — La pensée de ce travail, auquel j'étais loin de songer il y a quelques semaines, m'a été inspirée par le désir de répondre à une gracieuse demande qui m'a été faite. Ce mémoire, écrit très à la hâte, manque des développemens étendus dont il est susceptible; l'extrême brièveté du temps mis à ma disposition, ne m'a pas permis de les lui donner. Les indications et les remarques qu'il renferme sont presque toutes extraites de mes notes de voyage, car je n'ai point eu de guide dans cette étude qui promet, à ceux appelés à la continuer, une ample moisson de faits précieux pour la médecine et les sciences naturelles.

Aix, le 22 Avril 1854.

Nos lecteurs nous remercîront assurément d'avoir provoqué le travail remarquable que M. le docteur Caillat a eu la bonté d'écrire pour l'UNION MÉDICALE, et ils se joindront à nous pour inviter notre savant et modeste confrère à ne pas borner là ses précieuses communications.

(*Note du rédacteur en chef.*)

et leur sert de conducteur pour leur faire traverser des tissus (les tissus des glandes) qu'isolément ils ne sauraient traverser. » (Magendie, *Leçons faites au Collége de France*, 1851-52, p. 46.) C'est par ces phénomènes d'entraînement que l'on peut avoir la raison des succès obtenus par l'association de certains médicamens.

TABLE DES MATIÈRES.

	Pages.
INTRODUCTION	1
GÉNÉRALITÉS	2
GÉOLOGIE	4
PRODUCTIONS ANIMALES	7
PRODUCTIONS VÉGÉTALES	10
LANGUE	12
RELIGION	13
NOBLESSE	14
CARACTÈRE ET MOEURS	14
VÊTEMENS	18
ALIMENS	20
BOISSONS	23
HABITATIONS	27
LES SKAPTSI	34
EXERCICE DE LA MÉDECINE	36
SERVICE DE SANTÉ	39
Médecins des villes	39
Médecins de district	39
Médecins et service des quarantaines	42
Hôpitaux	44
Médecins militaires	45
Ecoles et littérature médicales	45
Tableaux du chiffre des naissances, des maladies et des décès	47
MALADIES	48
Rage	53
Epilepsie	55
Pellagre	55
Maladies vénériennes	58
FIÈVRES INTERMITTENTES	60
Fièvres intermittentes simples	61
Fièvres pernicieuses	63
Antagonisme	65
Période de latence des fièvres intermittentes	66
Engorgemens	67
Prophylaxie	68
Traitement	68
Mesures d'hyg. publique	70
GOITRE	73
ETUDE sur les condamnés aux salines	80
EAUX MINÉRALES	87
Calimanechti	89
Bréaza	94
Serbanechti	95
Bassins d'eau salée aux mines de sel gemme	96
Sources d'huile de pétrole	96
Balta-Alba	98

ERRATA.

Page	Ligne		
6, —	26,	*au lieu de :*	considérée, *lisez :* considérées.
7, —	15,	—	1839, *lisez :* 1829.
7, —	16,	—	et notamment, *lisez :* notamment.
10, —	12,	—	trois quarts d'heures, *lisez :* trois quarts d'heure.
11, —	11,	—	plans intérieurs, *lisez :* plans inférieurs.
11, —	30,	—	très connues, *lisez :* très commune.
14, —	6,	—	buns, *lisez :* bans.
15, —	32,	—	Il traite également, *lisez :* Il traite légèrement.
16, —	9,	—	les villageois, *lisez :* ses villageois.
16, —	21,	—	les extrêmes de température, *lisez :* ses extrêmes de température.
16, —	23,	—	les marais des rivières, *lisez :* les marais et les rivières.
17, —	11,	—	dont tous les tons, *lisez :* dont tous les airs.
17, —	28,	—	inconnu, *lisez :* inconnus.
17, —	29,	—	d'une nature élevée, *lisez :* d'une stature élevée.
19, —	29,	—	plus porté par, *lisez :* plus porté que par.
20, —	12,	—	et qui, *lisez :* et il.
21, —	10,	—	leur fait fait préférer, *lisez :* leur fait préférer.
21, —	23,	—	cormes grecques, *lisez :* cornes grecques.
21, —	27,	—	entremets, *lisez :* hors-d'œuvre.
22, —	7,	—	arrêtée, *lisez :* arrêté.
23, —	1,	—	pos-, *lisez :* pas-.
24, —	4,	—	l'injection, *lisez :* l'ingestion.
24, —	11,	—	et parens, *lisez :* et parentes.
26, —	1,	—	Rakat-logoum, *lisez :* Raquat-loqoum.
26, —	12,	—	apa ouirta, *lisez :* apa ourita.
27, —	3,	—	naïveté intime, *lisez :* naïveté infinie.
27, —	20,	—	surboisé, *lisez :* surbaissé.
30, —	21,	—	favorise, *lisez :* favorisent.
30, —	24,	—	à manche, *lisez :* à manches.

Page Ligne

32, — 11, *au lieu de :* en travers les uns des autres, *lisez :* en travers à côté les uns des autres.

32, — 11, — les boues s'accumulaient, *lisez :* les boues s'accumulant.

33, — 21, — ajoutant, *lisez :* s'ajoutant.

36, — 15, — opiniâtre, des pertes, *lisez :* opiniâtre, puis des pertes.

37, — 16, — On ne donne pas, *lisez :* On ne donne plus.

41, — 16, — de la constater, *lisez :* de le constater.

42, — 9, — et de voyageurs, *lisez :* et des voyageurs.

48, — 13, Ces mots : Pour les chrétiens devraient être en regard des mots orthodoxes, catholiques, arméniens.

49, — 25, *au lieu de :* on ne l'adresse, *lisez :* on ne s'adresse.

51, — 17, — faiseurs de corsets, *lisez :* faiseuses de corsets.

51, — 18, — tailleurs de robes, *lisez :* tailleuses de robes.

54, — 22, — ou climat, *lisez :* au climat.

62, — 4, — dans la chambre, *lisez :* dans sa chambre.

62, — 12, — le seul, *lisez :* les seuls.

62, — 13, — valide que j'eusse trouvé, *lisez :* valides que j'eusse trouvés.

64, — 11, — d'un pélerinage, *lisez :* qu'offre un pélerinage.

65, — 27, — l'insalubrité de Bordéiouri, *lisez :* l'insalubrité des bordéiouri.

68, — 26, — tel que la mère, *lisez :* tel que sa mère.

69, — 11, — doit être portée, *lisez :* doit en être portée.

69, — 28, — tous regardaient, *lisez :* toutes regardaient.

71, — 30, — au milieu desquels, *lisez :* au milieu desquelles.

76, — 4, après à l'Est, *ajoutez :* par les derniers confins des plaines de la grande Valachie ; à l'Ouest.

76, — 16, *au lieu de :* familles frappées par la maladie, *lisez :* familles, frappé par la maladie.

77, — 9, — *formées* par des hauteurs, *lisez : fermées* par des hauteurs.

77, — 19, — que les opinions, *lisez :* que ses opinions.

78, — 22, — celles de d'Echaillon, *lisez :* celles d'Echaillon.

80, — 11, — c'est une croyance, *lisez :* c'est là une croyance.

80, — 19, — courte notice, *lisez :* courte notice géologique.

Page	Ligne		
80,	— 22,	*au lieu de :*	tailleurs de sel libre, *lisez :* tailleurs de sel libres.
81,	— 6,	—	sulfureuses, un grand, *lisez :* sulfureuses et un grand.
81,	— 7,	—	sources et d'huile, *lisez :* sources d'huile.
82,	— 26,	—	par la forme, *lisez :* par sa forme.
83,	— 7,	—	anneau au-dessus, *lisez :* anneau de fer au-dessus.
87,	— 17,	—	source d'Olanechte, *lisez :* source d'Olanechti.
87,	— 25,	—	Monos-, *lisez :* Monas-.
88,	— 8,	—	de la Brouia, *lisez :* de la Bouia.
88,	— 21,	—	de celle-ci, *lisez :* de celles-ci.
88,	— 31,	—	les boire et les, *lisez :* les boire et se.
90,	— 27,	—	et deux autres, *lisez :* et des dix autres.
90,	— 29,	—	n'avait conservé l'usage, *lisez :* n'avait consacré l'usage.
91,	— 20,	—	sur les surfaces contenues, *lisez :* sur les sulfates contenus.
92,	— 1,	—	les rhumatismes, dartres, *lisez :* les rhumatismes, les dartres.
92,	— 21,	—	15 kilogrammes, *lisez :* 15 livres.
93,	— 30,	—	le nom de Sergio-, *lisez :* le nom de Sergiœ-.
94,	— 28,	—	de la Bra-, *lisez :* de la Pra-.
95,	— 9,	—	et les Valaques, *lisez :* et que les Valaques.
96,	— 32,	—	des portes militaires, *lisez :* des postes militaires.

Paris. — Typographie Félix Maltestе et Cie, rue des Deux-Portes-St-Sauveur, 22.

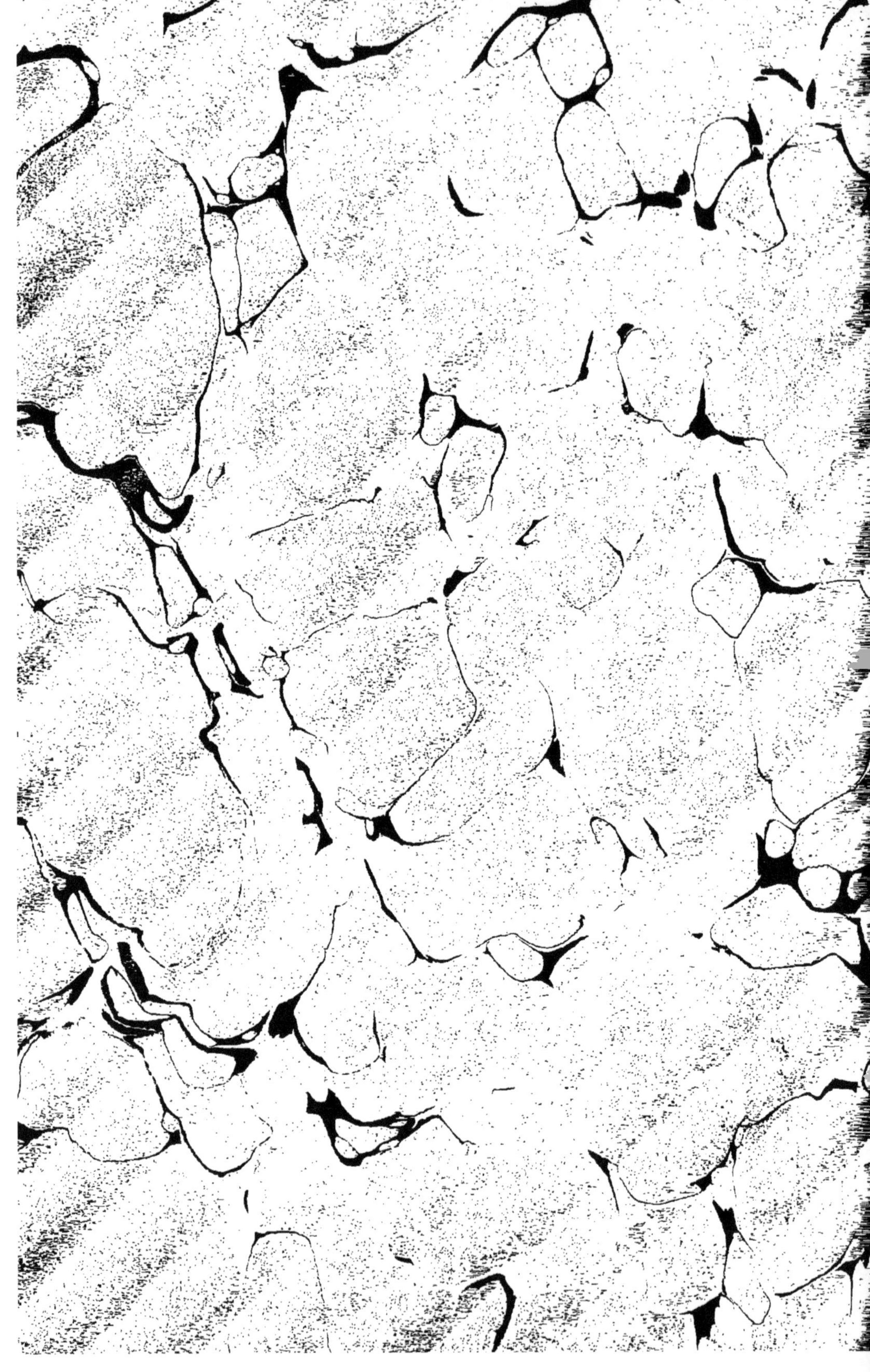

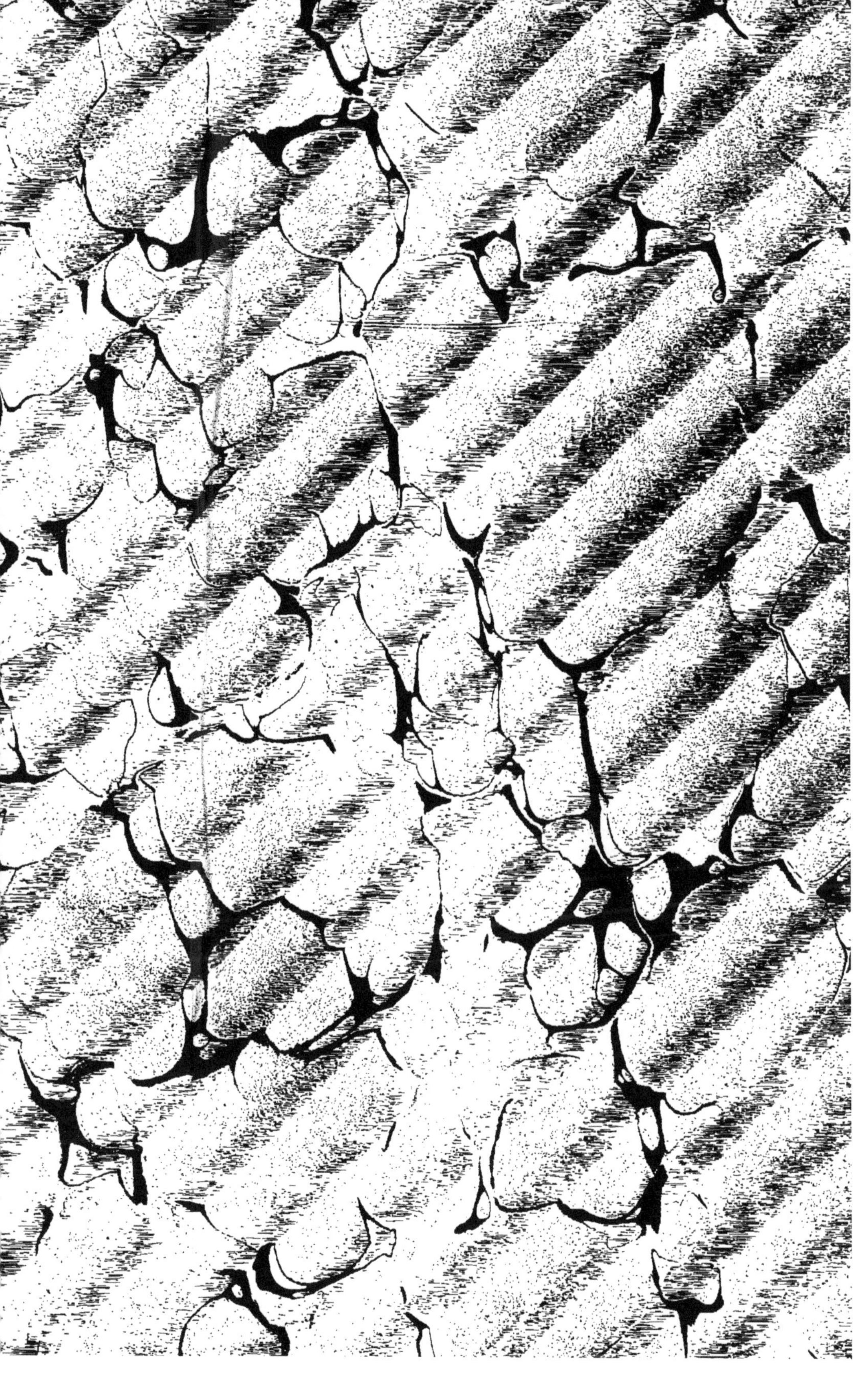

BIBLIOTHEQUE NATIONALE DE FRANCE

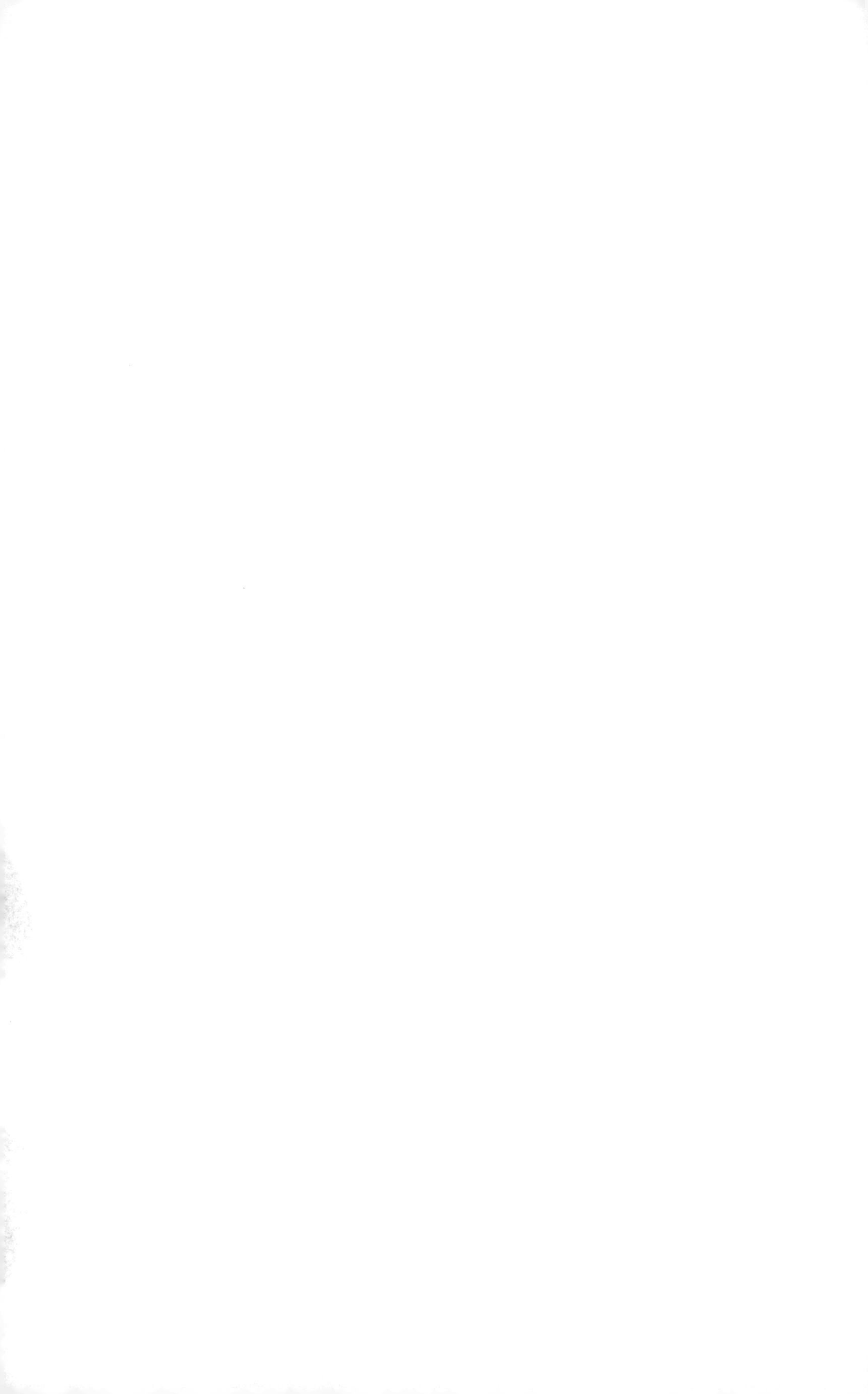

www.ingramcontent.com/pod-product-compliance
Ingram Content Group UK Ltd.
Pitfield, Milton Keynes, MK11 3LW, UK
UKHW012042240726
13965UKWH00003B/984

9 782012 975255